アルツハイマーは脳の糖尿病だった

森下竜一
桐山秀樹

青春新書
INTELLIGENCE

はじめに――「メタボケ」のリスクを回避せよ

「アルツハイマーは脳の糖尿病だった」

この本のタイトルを見て、多くの方々はこう思うはずである。アルツハイマー病がなぜ、糖尿病なのか、と。

実はこの二つの病気には、深い関連があることが、最新医学の研究で明らかになってきている。

これまで、糖尿病を患った人の多くがアルツハイマー病にかかりやすいということは、一般の間でも知られていた。

実際、糖尿病患者とその予備軍は、そうでない人より、アルツハイマー病を発症するリスクが4・6倍も高いのだ。

なぜ、こういう結果になるのか。

日本の国家戦略にも指定されたアルツハイマー病の治療研究が急速に進むにつれて、その発症メカニズムが明らかになってきた。

それは、脳の病気であるアルツハイマー病が、糖尿病を引き起こす生活習慣と同じ要因によっても起こる、ということだ。

これが「アルツハイマー病＝Ⅲ型糖尿病」説である。

ご存じの方も多いと思うが、糖尿病にはおもに親からの遺伝が原因で起こる「Ⅰ型糖尿病」と、食べすぎや運動不足など生活習慣の乱れによって起こる「Ⅱ型糖尿病」がある。

このうち、Ⅱ型糖尿病はメタボ（メタボリック・シンドローム）になった結果、内臓脂肪が蓄積し、血糖値を下げるインスリンホルモンが効きにくくなることで発症する。

詳しいメカニズムは本章に譲るが、インスリンが効きにくくなることで、アルツハイマー病にかかるリスクも一気に高まることが、最新の研究で分かってきたのだ。

それは逆にいえば、糖尿病への対応策がそのままアルツハイマー病の予防&改善策にもなる、ということでもある。

ならば、どうすれば糖尿病を防げて、アルツハイマー病にもならないか。

それを、「糖質制限食+α」の生活習慣で糖尿病を克服した私の経験と、血管内皮とアンチエイジング研究の第一人者である大阪大学医学部大学院の森下竜一教授による最新医学の裏づけをもとに、誰もが実践しやすい形で紹介したのが本書である。

何より恐いのは、メタボで糖尿病になって、アルツハイマー病にもなってしまうこと。つまり「メタボケ」だ。そのリスクから一刻も早く脱出するためにも、中高年世代はもちろんのこと、30代の若い世代の人たちにも、本書の実践を勧めたい。

桐山秀樹

目次

第２章　誤解だらけの糖尿病と認知症

第4章 アルツハイマーにならない人の食生活

第5章 この「生活のひと工夫」がボケない脳をつくる

第6章　40代、50代、60代…年代別の最新予防医学

本文ＤＴＰ／エヌケイクルー

第1章
アルツハイマーは糖尿病だった⁉

「生理的もの忘れ」と「病的もの忘れ」の決定的な違い

人間誰でも、年を取ると「もの忘れ」することが多くなる。

これは、病気によらない「生理的もの忘れ」で、一種の「記憶の障害」だ。

一方で、やはり年を取ることによって、「病的もの忘れ」が起こる。つまり病気であり、その代表的なものが、「アルツハイマー型認知症（アルツハイマー病）」や「脳血管性認知症」である。

「生理的もの忘れ」と「病的もの忘れ」の区別は、一般人にはなかなかつかない。しかし、専門の臨床医なら、次のようなチェックポイントで、ある程度、明確に区別できる。

まず、ヒトが年を取ることによって起きる「生理的もの忘れ」の特徴は、記憶の障害が断片的であることだ。そのため、もの忘れしていても、ヒントを与えると、「あ、そうそう」とすぐに思い出せることが多い。

そして、出来事の記憶はあるものの、内容がやや曖昧で、朝ごはんを食べたことは覚えていても、何を食べたかは完全に覚えていない。電話があったことを忘れていても、「電話なかった?」と尋ねられると、「朝、あった」と思い出すことができる。これも「生理的もの忘れ」だ。

あるいは、夜TVを見ていて、なじみのタレントや歌手の顔は覚えていても、「この人、誰だっけ?」と名前が出てこないのも、「生理的もの忘れ」だ。

また、自宅の2階に上がって、「俺は、何を取りにきたんだ?」と取りにきたものを忘れることがある。この場合も「そう、そう。冬の衣類だった」と何かのきっかけで思い出す。

そのため、「生理的もの忘れ」なら、社会生活にそれほど支障は起こらない。

ところが、「病的もの忘れ」は、出来事の記憶そのものを完全に忘れてしまう。周囲の人々がヒントを与えても思い出せずに、しばしば嘘をついて、その場を取りつくろうことが多い。例えば、朝ごはんならば食事の内容はおろか、朝ごはんを食べた記憶自体が、スッポリと抜け落ちてしまう。

電話がなかったかと尋ねても、実際はあったのに、「なかったよ」と答えてしまう。

家族とTVを見ていても、スターや有名歌手の名前だけでなく、「あなた、誰?」と家族や友人など身近な人の名前が出てこなくなる。これが「病的もの忘れ」の特徴だ。

そして冬の衣類を取りに家の2階に上がっても、2階に上がった目的のみならず、その行為すらも忘れてしまい、2階でTVを見ていたりする。こうなると、社会生活に支障が出てくる。

これが、認知症と呼ばれる病気だ。

認知症には、言葉の意味や一般常識など「意味記憶」と呼ばれる記憶を失い、人格そのものが変化してしまう「アルツハイマー病」や、脳梗塞《こうそく》や脳出血が原因で、運動麻痺《まひ》や言語障害などを発症する「脳血管性認知症」、実在しないものが見える幻視や妄想を引き起こす「レビー小体型認知症」などがある。

アルツハイマー病は「第3の糖尿病」？

急激な高齢化に伴い、認知症患者数は増加の一途を辿り、厚生労働省の研究班による2013年6月の推計では、日本国内の65歳以上の高齢者、約3079万人のうち約15％

（図表1－1）年齢層別の認知症有病率

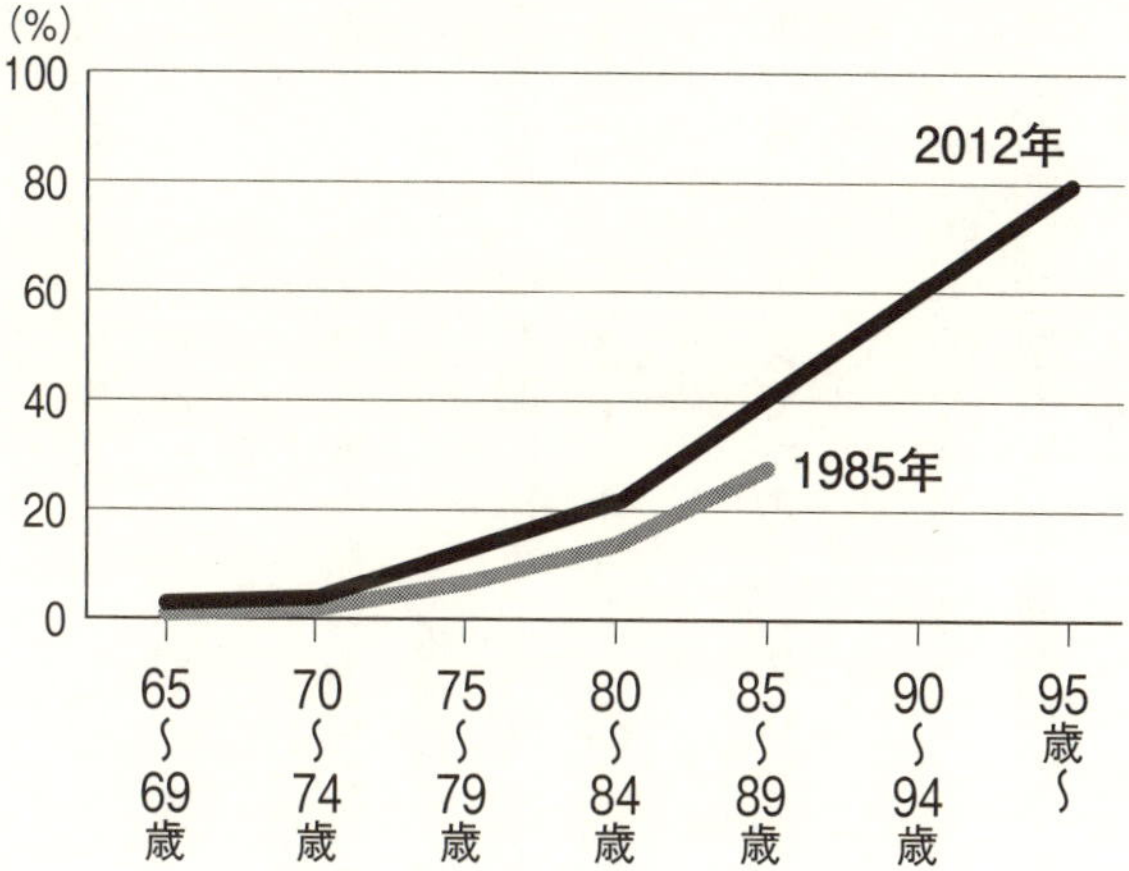

2012年の時点で ——

認知症の人　462万人

＋

予備軍（軽度認知障害＝MCI）　約400万人

＝

約862万人

厚生労働省研究班による2013年6月発表の推計

の462万人にのぼる。

その「認知症」の中で最も多いのが、「アルツハイマー病」患者である。

アルツハイマー病は、気がついたときには進行が始まっており、記憶の障害のみならず、判断力や言語機能など大脳の機能全体が徐々に障害されていく。

このアルツハイマー病の原因のひとつとして、最近、医療専門家の間で注目を集めているのが、「アルツハイマー病＝糖尿病」説である。アルツハイマー病は、糖尿病を引き起こす生活習慣と同じ原因によって起こるという考え方だ。

糖尿病は、これまで、主として若者が両親からの遺伝によってなる「Ⅰ型糖尿病」と、中高年がメタボリック・シンドロームや長年の生活習慣が原因で内臓脂肪が蓄積し、血糖値を下げるホルモンであるインスリンが効かなくなる、いわゆる「Ⅱ型糖尿病」に分類されてきた。

ところが、代表的な認知症であるアルツハイマー病も、その発症メカニズムが明らかになるにつれて、Ⅱ型糖尿病と同じ原因で起こりやすくなることが分かってきた。

これまでも、糖尿病患者とその予備軍である人は、アルツハイマー病を発症するリスクが、そうでない人より、４・６倍高いことが分かっている。

さらに、ロッテルダム研究と呼ばれる１９９９年に発表された有名な糖尿病研究でも、高齢の糖尿病患者が、アルツハイマー病にかかる割合は、糖尿病でない人の１・９倍高く、脳血管性認知症を発症する危険度も２・０倍高いという数字が出ている。

なぜ糖尿病だとアルツハイマー病にかかりやすくなるのか

なぜ、一見、無関係に思われるアルツハイマー病と糖尿病が、その発症原因を同じくしているのか。

その「謎」を解く鍵のひとつとなるのが、β《ベータ》アミロイド（アミロイドβと記すことも）というタンパク質の存在である。

アルツハイマー病は、老年になるにつれて、脳細胞にこのβアミロイドが沈着することによって起こると考えられている。

アルツハイマー病の発症メカニズムについては、後に詳しく解き明かしていくが、βアミロイドというタンパク質は、若い頃から誰にでもたまる。

それを日々、分解して体外に排出しているのが、インスリン分解酵素である。

本来はインスリンを分解するインスリン分解酵素だが、実はいろいろな物質を分解しており、インスリンが少ないときには、他の物質も分解している。その中のひとつがβアミロイドなのだ。

人間は、食事をして、主要エネルギー源となる炭水化物を大量に摂ると、血液中にグルコース（糖）があふれて、いわゆる高血糖状態になる。この血液中の糖を筋肉細胞に取り込んで、体を動かすエネルギー源に変えるのが、膵臓《すいぞう》のβ細胞から分泌されるインスリンというホルモンである。

ところが、中年になって腹囲に内臓脂肪がたまると、インスリンがなかなか効きにくい状態になる。これを「インスリン抵抗性」と呼ぶ。

インスリンが効きにくくなって、高血糖の状態が続くと、血管内が損傷されるなどして危険なため、血糖を下げる目的でインスリンがさらに大量に分泌される。この結果、血液中が高インスリン状態になってしまうわけだ。

そして、普段なら脳にたまったβアミロイドも分解するインスリン分解酵素が、脳にあふれたインスリンを分解するので手一杯になってしまう。

その結果、本来ならインスリン分解酵素によって分解、排出される脳内のβアミロイドが、次第に沈着していき、ひいては、メタボから糖尿病、糖尿病からアルツハイマー病を発症してしまうことになる。

これが「アルツハイマー病＝糖尿病」説だ。遺伝によって起こるⅠ型、あるいはメタボなどの生活習慣によって起こるⅡ型と比較して、やはり生活習慣を原因として脳内で起こることから、アルツハイマー病を「Ⅲ型糖尿病」、あるいは「脳の糖尿病」とも呼ぶようになってきた。

アルツハイマー病が、もし「脳の糖尿病」であるならば、糖尿病にかかった初期の段階で、それ以上進行しないように、原因となる生活習慣を改善しておく必要がある。すると、糖尿病が悪化しないだけでなく、将来、アルツハイマー病にかかる危険性も減少する。

分かりやすくいえば、糖尿病にかからないようにしておけば、アルツハイマー病にはかかりにくくなる。あるいは、糖尿病とアルツハイマー病は、かかる原因が同じだということとだ。

ならば、糖尿病とアルツハイマー病という老後の幸せを奪う二大疾病を、ひとつのアプローチで解決できるのではないか。

一見、無関係に思われていたこの二つの病気が、実は「同じ生活習慣」によって、改善、あるいは、防ぐことができるのではないかというのが、本書のメインテーマである。

その「新しい生活習慣」を始める前に、まず、アルツハイマー病と糖尿病、この二つの病気がどのようなメカニズムで起こるのかを解き明かしてみよう。

決定的な治療法がないアルツハイマー病

そもそも、アルツハイマー病とは、どのような病気なのだろうか。現在までに分かっている発症のメカニズムから探っていこう。

アルツハイマー病は、1907年にドイツの精神医学者アロイス・アルツハイマー（Alois Alzheimer）が、51歳の女性に見られた症状を報告したことで明らかになった認知症のひとつである。

アウグステ・ディーターというこの女性患者は、記憶障害、うつ状態、被害妄想に陥り、4年半の経過後、死亡に至った。病理解剖の結果、脳が異常に萎縮しており、βアミロイドと呼ばれる繊維状の異常なタンパク質が神経細胞に沈着し、脳の表面に老人斑《ろうじんはん》と呼ばれるシミが過剰に生じていた。

アルツハイマー病は、初老期以降に発病する認知症の一種であり、一度発症すれば、患者の認知、学習効果が低下し、なすすべもないまま症状が進行していく恐ろしい病気である。その結果、最後は寝たきりになって、肺炎などを併発して死に至る。

アルツハイマー博士が最初の症例を報告してから今日まで、100年余りが経過し、この病気が認知症の中で最も多いものであることが分かった。そして元米国大統領のロナルド・レーガンやサッチャー元英国首相なども、この病気にかかったことで広く知られるところとなり、急速な高齢化社会を迎えた日本でも誰もがかかりうる病気となった。

しかし、アルツハイマー博士の病気発見以来、その根本原因の解明は進まず、決定的な治療法もいまだに確立されていないのが現状である。

日本人研究者が見つけた解明の手がかり

けれども、手掛りがひとつだけあった。

この病気で亡くなった患者の脳には、アセチルコリンと呼ばれる記憶に関わる神経伝達物質の量が異常に低下していたのだ。ここに注目して、アセチルコリンの量を増加させることができれば、アルツハイマー病患者の記憶力を改善させられる可能性があるかもしれない――と、１９７０年代から急速に進んだ脳の研究の中で、この「コリン仮説」と呼ばれるアプローチが盛んになった。

「コリン仮説」とは、アセチルコリンの減少がアルツハイマー病を引き起こす原因とする説で、それを防ぐために脳のシナプスの間隙にあったアセチルコリンを分解する酵素、アセチルコリンエステラーゼを阻害する物質を見つけ出せば、アセチルコリンは分解されず、その減少も抑えられるという考え方だった。

この「コリン仮説」で、世界をリードしたのが日本人である。

当時、製薬メーカーのエーザイの研究員だった杉本八郎（現・同志社大学脳科学研究科神経疾患研究センター教授）らが、合成に成功し、製品化した「アリセプト」（ドネペジル塩酸塩）が、１９９７年、世界に先駆けて、アルツハイマー病の進行を遅らせる治療薬として開発され、副作用も少ないことから、世界の認知症患者にとって大きな光明となった。

治療薬開発までの多難な道のり

しかし、アリセプト開発までの道のりは多難だった。

杉本をリーダーとする３人の研究チームは、すでに発見されていた「タクリン」というアセチルコリンの分解を阻害する作用を持つ物質を元に、新薬を開発する際の基礎となる誘導体を合成しようと試みた。結局、50ぐらいの化合物を作ったものの、どれも毒性が強く、これを断念せざるを得なかった。

さらに、コレステロール低下薬に使用されている化合物が、アセチルコリンエステラーゼの阻害作用を持つことを偶然発見し、1年で100余りの誘導体を合成することにより、新薬に必要な化合物を開発しようとしたが、効果は表れなかった。

ラット由来の酵素に全て切り替え、さらに700もの化合物を合成し、3年目に生体内実験でイヌに投与してもみた。しかし、大半が肝臓で分解されるか、吸収されずに排泄されてしまい、わずか2%しか吸収されなかった。したがって効果が表れるには、大量に投与せねばならなくなり、きわめて高濃度になるために、人体に思わぬ副作用が表れる危険性も出てきた。

この時点で、アルツハイマー新薬開発プロジェクト自体が中断されかけた。だが、それでも杉本は諦めずに再出発を申し出て、研究は続行された。

それからさらに1000以上の化合物を合成したところ、新入社員が合成した化合物の中から「ドネペジル塩酸塩」と呼ばれる物質が発見され、イヌや健忘症のラット実験でも高い効果を示したのである。

そして1989年から日本で治験が始まり、アメリカでも2年後に研究がスタートした。

当時、アメリカでは唯一のアルツハイマー治療薬だった「タクリン」が発表されていたが、肝機能障害を起こすなど、副作用の危険性も大きかった。そのためさらなる新薬の登場が待望されており、杉本らの研究したアリセプトが注目されたのである。

杉本たちはコリン仮説からスタートしたが、当時、世界各国で臨床試験が実施されたものの、次々と失敗したとき、コリン仮説は誰も振り向かなくなっていた。しかし、杉本らエーザイの研究陣は、それでも執念でコリン仮説による新薬の研究を続けた。まさに、アップル社のスティーブ・ジョブズのいう、〝スティイ・フーリッシュ（愚かであれ）〟を地で行ったわけである。

症状の進行を抑える「アリセプト」の誕生

こうして日本から始まったアルツハイマー病の治療薬開発が、アメリカで急速に進んでいった。１９９７年2月に、杉本らの発見したドネペジルは、アルツハイマーの「アル」と受容体の「セプト」を取って「アリセプト」という名称で、まずアメリカのファイザー社から、日本では2年後の１９９９年10月にエーザイから国内初のアルツハイマー病治療薬として承認され、発売された。

その結果、杉本らの発明した「アリセプト」は、アルツハイマー病の進行を抑制する薬として、いわゆる「ブロックバスター」と呼ばれる世界的な大ヒット新薬となった。

以来、世界でアルツハイマーの進行を遅らせる新薬の開発が急速に進んだ。

アリセプトに続いて、

①同じく「コリン仮説」からスタートしたフィナスチグミンというアセチルコリンエステラーゼの阻害作用を持つ「リバスチグミン」（商品名・イクセロン、ノバルティス社）。
②ヒガンバナなどに含まれ、筋無力症の治療薬に用いられる「ガランタミン」（同・レミニール、ヤンセン社）
③さらにドネペジルと併用効果のある「メマンチン」（同・メマリー、ルンドベック社とアスピオファーマ社）

などのアルツハイマー病新薬が発売された。ただし、アリセプト同様、その効果は、アルツハイマー病の進行を遅らせるにとどまるものだった。

しかも、後続の３薬は、日本での承認が遅れ、ようやく２０１１年に承認され、それまで日本では、アルツハイマー病治療薬といえば、杉本らの開発した「アリセプト」しかないという、まさに〝鎖国状態〟に陥っていたのだった。

待ち望まれる根本治療薬の研究

こうして、アルツハイマー病は、「治らない病気」の筆頭に挙げられるようになった。

その一方で、認知症の患者は増加し続けている。

前述したように、厚生労働省の研究班の推計（２０１２年）によると、日本全国で認知症の患者は約４６２万人にのぼり、65歳以上の高齢者の約15％に及んでいる。また、認知症の予備群といわれる軽度認知障害（ＭＣＩ）も約４００万人に達することが明らかになっている。

ＭＣＩとは、

①記憶障害の訴えが本人や家族によって認められる
②日常生活動作は正常
③全般的認知機能も正常である
④年齢や教育レベルの影響のみでは説明できない記憶障害が存在する
⑤まだ認知症ではない

という状態で、健常人の現象として見られる正常なもの忘れと認知症の中間に位置する、いわばグレーゾーンの状態で、放置すれば5年間で約半数が、1年間でも10〜15％が認知症に移行する、いわば「認知症の入り口」である。予備群は、65〜69歳が8・4％だが、加齢とともに増加し、80〜84歳では22・9％にも及んでいる。

また、同じ研究班の調査で、調査対象の認知症患者のうち、最も多いのがアルツハイマー病で67・6％、次いで脳出血や脳梗塞など脳血管障害を原因とする型（脳血管性認知症）が19・5％、幻視などを伴うレビー小体病を原因とする型が4・2％という結果だった。

日本のみならずアルツハイマー病を含む認知症の患者は、先進国でより深刻化している。

ワシントン大学や東京大学などの国際研究グループが世界１８７ヵ国の人々を対象に行った「２０１０年の世界の疾病負担研究」によると、先進国のアルツハイマー病の患者数は、全ての疾病の中で１９９０年には28位だったものが、２０１０年には13位と急上昇している。北米や欧州、日本などの先進国で特に目立った結果が出ているのは、この調査でも同じだ。

アルツハイマー病患者の急増を受けて、世界各国では、この病の進行を抑制する治療薬ではなく、病気そのものを根本的に治す治療薬の研究が急ピッチで進められるようになった。

ゆらぐ「βアミロイド仮説」

現在、アルツハイマー病の解明は、二つの「蓄積物質」の分析から始まっている。

まず、すでによく知られるようになったのが「βアミロイド仮説」によるアプローチである。

アルツハイマー患者の脳を調べてみると、前述したように「βアミロイド」と呼ばれるタンパク質が多く蓄積しており、このβアミロイドが凝集すると神経細胞に絡みついて死滅させる毒性を持つことが、この10数年の間で分かってきた。

これが脳の表面にできる「老人斑」（βアミロイド凝集塊《ぎょうしゅうかい》）である。

ならば、まず、このβアミロイドの生成過程を阻害し、蓄積を防ぐようにする。あるいは、自己免疫によりβアミロイドを除去することで凝集が防げるのではないか。

こうして、日本をはじめ、世界各国の研究者たちがこぞって進めてきたのが「βアミロイド仮説」と呼ばれる治療戦略だった。

具体的には、脳内にたまっていたβアミロイドをただちに分解・処理して脳外に運び出す働きを持つ酵素を脳内に送り込んだり、βアミロイドを分解するインスリン分解酵素の働きを高めて新しく蓄積するのを防止する。あるいは、凝集を抑制し、分解を促す化合物を脳の内部へと送り込む。

これにより、脳のシナプス機能障害や「タウ」と呼ばれるタンパク質の異常リン酸化を防ぎ、微小管などの神経細胞死を抑えて、アルツハイマー病の進行を防ぐ、という治療戦略である。

だが、メカニズムは分かっても、それを実際に脳内で行うことはきわめて難しかった。近年になって、このβアミロイド仮説によるアプローチが次々と失敗し、世界各国の研究者を落胆させている。

詳細は専門的になるので省くが、βアミロイドを除去する新薬の研究は、世界の研究機関で13連敗を喫している。この結果、研究の前提となっているβアミロイド仮説は、概念は間違っていないものの、βアミロイドが脳内に蓄積してからではすでに治療が手遅れなのではないか、という疑いが向けられるようになってきた。

βアミロイドの蓄積にいち早く気づくには

ならば、より早期の段階で、βアミロイドが蓄積しないように防ぐしかない。

βアミロイド仮説では、すでに認知症が発症する10～20年前に、脳の表面に老人斑と呼ばれるシミが現れ、これが出た人は、やがて軽度認知障害（ＭＣＩ）へと移行し、数年後に認知症を発症することが分かっている。

そうだとすると、βアミロイドの凝集を示す老人斑が脳の表面に現れた10〜20年前の時点で、それを調べればいいのではないか。これがＰＥＴと呼ばれる脳の画像診断装置を用いたブドウ糖代謝診断だ。

つまり、患者の脳の神経細胞の活性が低下し、大脳辺縁系から側頭頂皮質において、ブドウ糖の代謝障害が起きているなどの兆候を発見するのである。

また最近では、患者の脳脊髄液《のうせきずいえき》を調べることによって、老人斑の蓄積に伴いβアミロイドの含有量が低下していることも分かるようになった。

これらの検査と、認知症の症状が表れる10〜20年前からアルツハイマー病にならないようなライフスタイルを意識して実践していけば、アルツハイマー病は防げることになる。

しかし、言うは易し、行うは難《かた》しだ。まだアルツハイマー病と診断されていない時点から治療が開始できるのか、的確な診断方法があるのかなど、アルツハイマー病治療における課題は山積みになっている。

アルツハイマー病の研究で最も難しい点は、患者が生きている限り、その脳内の進行状況を詳しく調べることができない点にある。ＭＣＩやＣＴスキャンなどで、脳の萎縮などのアルツハイマー病と思われる変化は分かるが、老人斑ができているかどうかの厳密な診断は脳の解剖でしか分からない。そのため、アルツハイマー病にかかって死亡したか否かは、死後に脳を解剖して見るしかないのである。

また大規模な臨床試験を行って研究しようにも、アルツハイマー病になる可能性のある患者を探すことから始めなければならないが、それもなる前から見つけることはむずかしい。

たとえ可能性のある患者を見つけても、長ければ20年以上にわたって長期的な臨床試験を行うことが必要になり、その間の費用も莫大なものになる。

いずれにせよ、アルツハイマー病を食い止めるには、発症の10～20年前にＰＥＴ画像による診断でその兆候を発見するしか手立てはなかったのだ。

新たに浮上した「タウ仮説」による根本治療戦略

しかし、医学は日進月歩する。

アルツハイマー病発症の10～20年前から、脳の連合野にβアミロイドの凝集が始まり、老人斑というシミができ、やがて、MCIと呼ばれる軽度認知障害が起こると前に述べた。しかし、そのMCIを発症する3～5年前に、同じ脳の連合野に、「リン酸化タウ」と呼ばれる物質が蓄積することが最近になって分かってきた。その結果、脳神経の原線維《げんせんい》変化と呼ばれる繊維状の塊ができ、これが蓄積されると毒性を発し、凝集することによってやがて神経線維が死滅していく。

まだ明確なメカニズムは解明されてはいないが、βアミロイドの凝集による毒性と、このリン酸化タウ蓄積による毒性の両方が合わさって、アルツハイマー病が発症すると考えられている。

ならば、βアミロイドによる老人斑が蓄積した後でも、そのタウのリン酸化を阻害し、

(図表1－2) アルツハイマー病の臨床経過イメージ

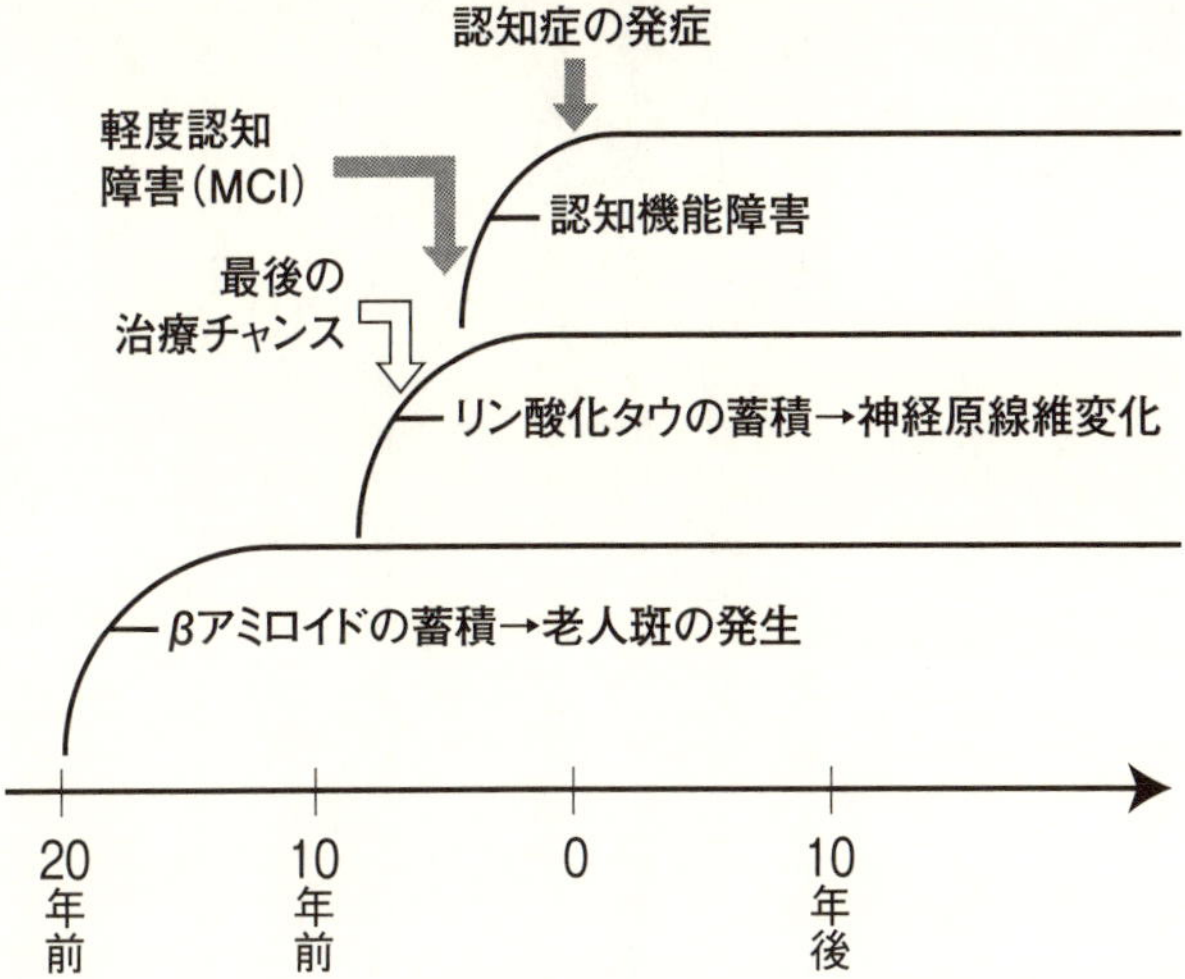

凝集を抑制し、分解を促進する治療薬を作れば、ＭＣＩになるのを防ぎ、アルツハイマー病への進行を防ぐことができるのではないか、という治療戦略が考え出されてきた。

これが「タウ仮説」と呼ばれるものだ。

つまり、βアミロイドの蓄積から、５～10年後にタウの蓄積が始まる。そして、この後ＭＣＩと移行し、アルツハイマー病が発症する。ならば、このタウの蓄積を食い止めることによって、ＭＣＩへの進行を防ぎ、２～３年後のアルツハイマー病の発症を、その一歩手前で食い止めようという治療戦略である。

エーザイ研究者時代にアリセプトを開発した杉本八郎は、この「タウ仮説」に着目し、京都大教授を経て同志社大学脳科学研究科内に産学協同で三つの研究プロジェクトを立ち上げている。

タウ仮説によるアルツハイマー病の創薬研究では、すでに英国のアバディーン大学でも進んでおり、日英で開発競争が熱を帯びている。

「タウ仮説」における治療戦略は、次のようなものだ。

①脳神経組織にタウ・タンパクが蓄積し、異常リン酸化するのを阻害する
②タウが異常リン酸化しても、その凝集を抑制し、さらにタウが蓄積してできるタウオリゴマーという物質の分解を促進することによって、神経細胞にからみついて細胞が死滅するのを防ぐ

という2段階の戦略だ。これによってアルツハイマー病の進行を防ごうというのである。

新薬開発の世界では、「ブロックバスター」と呼ばれる画期的な新薬を作るには、戦国時代でいえば「敵の大将の首」をとることが重要だという。

織田信長は桶狭間の戦いで、押し寄せる今川軍の大将、今川義元の首をとることにのみ集中して、見事にこれに成功した。同様にアルツハイマー病の治療も、発症3年前頃から始まるMCIの進行、そしてアルツハイマー病の症状が本格化する前に、リン酸化するタウの蓄積を食い止めるのだ。そうすれば、アルツハイマー病の大群も、大将を失ってそれ以上脳に侵攻することが困難になる、という戦略だ。

その秘密兵器は「ウコン」

そのためのとっておきの〝武器〟がいま、開発されつつある。

その元になるのが「クルクミン」である。クルクミンは、〝インドの金塊〟の異名を持つウコン（ターメリック）の主成分として知られる。

ウコンは、古くからインドの伝統医学であるアーユルベーダでも用いられ、肝障害や喘《ぜん》息《そく》、熱病、創傷、リウマチ、皮膚アレルギーなど、幅広い症状に効く食材として知られていた。

その主成分・クルクミンは、抗酸化作用と抗炎症作用を併せ持つ副作用の少ない低分子物質として着目され、腫瘍《しゅよう》形成阻害作用なども報告されている。

クルクミンを摂ることで、βアミロイドの凝集を抑制し、離散を促進する作用がある。さらに、その抗酸化作用により、アルツハイマー病の症状を改善することが分かってきた。

しかし、このクルクミン、効果はあっても、これを脳内にどうやって大量に送り込むかが問題だった。ヒトの脳は、血液成分が自由に脳内に入らぬよう、血液脳関門というバリアによって守られており、βアミロイドやタウの抗体を作ってもそう簡単には脳内に進入できなくなっている。

例えば、静脈注射した場合でも、抗体として脳に入る量は極めて少なく、わずか0・2%以下といわれている。しかも、どのようにして血管を通じて脳内に進入できるかもまだよく分かっていないのだ。それに、クルクミンの場合は、かなりの量を脳内に運び込まなければならない。

その量は、現在市販されているウコンが含まれている健康飲料約60本分に相当するというから、とてもではないが飲める量ではない。

先の杉本らは、このクルクミンから、タウ凝集抑制作用、及びβアミロイドの凝集抑制作用を示すＰＥ８５９という化合物を発見した。このＰＥ８５９は、脳に移行しやすいのが特徴だった。

クルクミンをもとにした新薬が実用化されれば、βアミロイドの蓄積を防ぎ、タウも凝集させないという、同時に二つの働きでアルツハイマー病への進行が抑えられるわけである。

このように、βアミロイドとタウという二つの仮説に挑戦することで、日本から世界で初めてのアルツハイマー病の根本治療薬を開発する研究が、杉本らのチームをはじめとして、各研究機関で進んでいる。

東京オリンピックまでに根本治療薬が開発可能？

タウ仮説からのこうした研究アプローチに続いて、連敗続きだったβアミロイド仮説の研究者の中からも、従来の戦略の失敗の原因を突き止める研究が進んできた。

同志社大学の舟本聡准教授らが、２０１３年に英科学誌に発表した論文では、Ｃ99というタンパク質に酵素が結合することで、βアミロイド生成に関する動きを抑える仕組みが解明されるなど、βアミロイドのさらなる研究も進んでいる。

βアミロイド仮説とタウ仮説、この二つの蓄積物質の分析によってこれまで原因が分からず「不治の病」とされてきたアルツハイマー病の根本治療薬の開発も現実のものとなりつつある。

杉本らが開発中のクルクミンを用いたタウ仮説の新薬も、早ければ2015年後半に第一相と呼ばれる臨床試験に入り、2016年に第一相B試験。2017年に第二相A。2019年に第二相B。そして2020年の東京オリンピック開催までに第三相試験まで進め、承認が下り次第、新薬発売という開発スケジュールを描いている。

また、認知症への取り組みを国家戦略プロジェクトとする構想も始められている。

あと5年か、少なくとも10年か

このように、かつてはひとたび診断が下れば、病状は悪化の一途を辿り、患者は為すすべもなかったアルツハイマー病も、1999年の「アリセプト」(ドネペジル塩酸塩)の登場により、初めてこの病気の進行を遅らせることに成功して以来、次々と新しい治療法と新薬が開発されてきた。

そしてアルツハイマー病の根本治療薬はあと5年以内で開発可能という声もあれば、承認期間などを含めると「少なくともあと10年は必要」との見方もある。それでも「不老薬レベルの超難関」といわれるアルツハイマー病の根本治療薬が具体的に開発され始めていることは確かである。

アルツハイマー病研究がむずかしい点は二つある。まず、現在、根本治療薬のアプローチが、βアミロイド仮説とタウ仮説の二つしかないことだ。さらに、アルツハイマー病にかかっていても、患者の脳を切開して調べることができないため、病気がどこまで進行しているかを見ることができないことである。

アルツハイマー病の場合、50歳前後からβアミロイドの蓄積が起こるとして、60～65歳頃から神経原線維の変化や神経細胞の脱落が始まり、70歳頃から、脳の海馬周辺に病変が発生して、軽度認知障害（ＭＣＩ）が起こり、80歳頃から大脳新皮質にも進行して、アルツハイマー病と診断される。

その間、人によっては15年から20年にかけてゆっくりとβアミロイドが蓄積していき、さらにMCIが起こる2～3年前にリン酸化タウが脳神経にからみついて毒素を発生させる。

こうして、ゆるやかに時間を経過してから少しずつ発症していくため、症状が発現した時点では、すでに進行期に入ってしまっていることになる。こうした点で、治療のタイミングを捉えるのが実にむずかしい病気なのだ。

アルツハイマー病の進行をチェックする方法

現在では、アルツハイマー病の根本治療薬の開発と並行して、その進行過程を客観的に示すための検査方法の研究も進んでいる。

例えば、MRIによる脳容積の測定では、アルツハイマー病患者の脳が萎縮し、小さくなっているのを測定する。

また、PETによるブドウ糖代謝の画像化では、前述したように、アルツハイマー病患者の神経細胞の活性が低下し、大脳辺縁系から側頭頂皮質において、ブドウ糖の代謝障害が起きていることが認められる。こうなると症状が進んでいることが明らかになる。

さらに最近では、アルツハイマー病患者の脳脊髄液には、βアミロイド42の含有量が少ないことから、脳脊髄液の生化学マーカーでこれを測定する方法も開発されている。

また、２０１４年11月には国立長寿医療研究センターから、アルツハイマー病の発症前検査として有効な血液バイオマーカーを発見したと発表があった。血液中に含まれるβアミロイドとその前駆物質「アミロイド前駆体タンパク質（ＡＰＰ）」の比率から、脳内のアミロイドの蓄積の有無を発症前に判定することが可能であると示された。

これらを組み合わせた診断指標が標準化されることによって、アルツハイマー病患者の病理の進行状況が分かり、新薬の臨床試験の開発スピードは格段に上がることになる。治療効果の判定が分かりやすくなるからだ。

人類にとって「不治の病」とされるアルツハイマー病の治療もβアミロイド仮説とタウ仮説による根本治療薬の開発、そして、ＭＲＩ、ＰＥＴ、脳脊髄液の測定といった病気の進行の測定方法の開発等を並行して行うことにより、多方面からこの病の原因と進行過程

認知症チェック 1　軽度認知障害（MCI）の4つのサイン

認知症とまではいかなくても、少しだけもの忘れが強いと感じたら、軽度認知障害の可能性も考えられます。その場合、下記の4つのサインを確認してみてください。

□ほかの同年代の人に比べて、もの忘れの程度が強い

□もの忘れが多いという自覚がある

□日常生活にはそれほど大きな支障はきたしていない

□もの忘れがなくても、次の認知機能の障害が1つある
- 失語：言葉の障害（言葉が理解できない、言おうとした言葉を言うことができない、など）
- 失認：対象を正しく認識できない（知り合いの顔、色、大小などを認識できない、など）
- 失行：くわえたタバコにライターの火をつけられない、服を着ることができない、茶葉とお湯と急須を使ってお茶を入れることができない、など
- 実行機能の障害：計画をたててその計画通りに実行していくなどができない

厚生労働省「みんなのメンタルヘルス 総合サイト」

を捉える治療薬の開発が進められている。つまり、あと5年から10年間のうちにアルツハイマー病の治療が劇的に進む可能性が大いにあるのだ。

逆にいえば、正しい予防法を知って、これから5年から10年、アルツハイマー病にかからないように努めれば、生涯にわたってアルツハイマー病にかかるリスクを大きく減らすことができるということでもあるのだ。

認知症チェック 2　認知機能診断テスト(MMSE)

MMSE (Mini-Mental State Examination ＝認知機能検査) は、アメリカで開発された認知症診断検査。認知機能の異変を知る目安として、疑いのある人に次の 11 の質問を行ってみてください。満点は 30 点。

	質　問	得点
1	「今日は何日ですか」 「今年は何年ですか」 「今の季節は何ですか」 「今日は何曜日ですか」 「今月は何月ですか」 *最初の質問で、何月何日と回答してもよい。その場合、該当する項目の質問は省く。 (各1点)	
2	「ここは都道府県でいうと何ですか」 「ここは何市 (町・村・区など) ですか」 「ここはどこですか」 *回答が地名の場合、この施設の名前は何ですか、と質問をかえる。正答は建物名のみ。 「ここは何階ですか」 「ここは何地方ですか」 (各1点)	
3	「今から私がいう言葉を覚えてくり返し言ってください。 『さくら、ねこ、電車』はい、どうぞ」 *テスターは3つの言葉を1秒に1つずつ言う。その後、被験者にくり返させ、この時点でいくつ言えたかで得点を与える。 (正答1つにつき1点。合計3点満点) 「今の言葉は、後で聞くので覚えておいてください」 *この3つの言葉は、質問 5 で再び復唱させるので3つ全部答えられなかった被験者については、全部答えられるようになるまでくり返す (ただし6回まで)。	
4	「100から順番に7をくり返し引いてください」 *答えが止まってしまった場合は「それから」と促す。 (5 回くり返し7を引かせ、正答1つにつき1点。合計5点満点)	
5	「さっき私が言った3つの言葉は何でしたか」 *質問 3 で提示した言葉を再度復唱させる (各1点)	
6	時計 (又は鍵) を見せながら「これは何ですか?」 鉛筆を見せながら「これは何ですか?」 (正答1つにつき1点。合計2点満点)	
7	「今から私がいう文を覚えてくり返し言ってください。 『みんなで力を合わせて綱を引きます』」 *口頭でゆっくり、はっきりと言い、くり返させる。 (1回で正確に答えられた場合1点)	
8	*紙を机に置いた状態で教示を始める。 「今から私が言う通りにしてください。 右手にこの紙を持ってください。それを半分に折りたたんでください。 そして私にください」 (各段階ごとに正しく作業した場合に1点ずつ与える。合計3点満点)	

	質　問	得点
9	「この文を読んで、この通りにしてください」 「目を閉じてください」 ＊被験者は音読でも黙読でもかまわない。　（実際に目を閉じれば１点）	
10	「この部分に何か文章を書いてください。どんな文章でもかまいません」 ［　　　　　　　　　　］ ＊テスターが例文を与えてはならない。意味のある文章ならば正答とする ＊名詞のみは誤答、状態などを示す四字熟語は正答。　（１点）	
11	「この図形を正確にそのまま書き写してください」 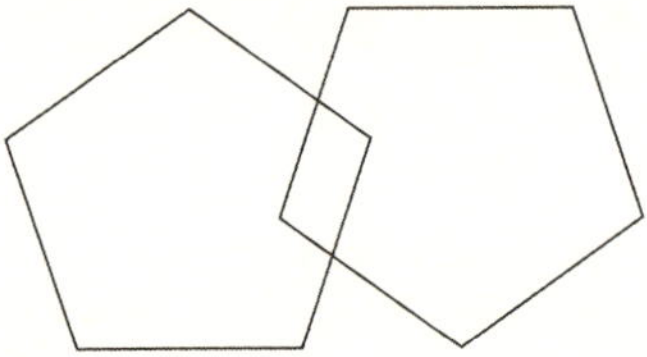 ＊模写は角が 10 個あり、２つの五角形が交差していることが正答の条件。手指のふるえなどはかまわない。　（１点）	

判定結果

27 ～ 30 点――正常値

22 ～ 26 点――軽度認知障害（MCI）の疑いあり

21 点以下　――認知症などの認知障害がある可能性が高い

第2章

誤解だらけの糖尿病と認知症

増える糖尿病とその合併症

医療の世界は、まさに日進月歩で進歩している。過去の非常識が現代の「常識」となることも決して珍しくはない。これまで「不治の病」とされてきたアルツハイマー病の根本治療のロードマップがわずかながらも見え始めてきた。

すでに述べたように、最新の医学研究ではアルツハイマー病と糖尿病との「深い関係」が明らかになっている。

「久山町研究（スタディ）」として知られる大規模な疫学調査がある。福岡市の中心部から車で30分余りの福岡県糟屋郡久山町で1961年から町民を対象として、九州大学が継続して行っているものだ。

久山町は、この50年余り、年齢や性別の人口分布や職業構成が日本の全国平均と似ている珍しい町である。九州大学では、この町で40歳以上の住民を定期的に健診し、生活習慣病の解明を進めてきた。

その調査研究の過程で浮かび上がってきたのが糖尿病患者の増加である。

久山町では、調査のたびに糖尿病にかかる人の数が増え続け、予備群を含めた人の比率は、2002年には男性の55％、女性36％にまで拡大した。

糖尿病が恐ろしいのは、それが原因でもたらすさまざまな合併症だ。例えば、脳梗塞になるリスクは4・3倍、心筋梗塞は1・4倍、さらに高血圧が加わると脳梗塞が4・9倍、心筋梗塞が3・6倍にまで上昇する。

さらに、この調査で糖尿病がアルツハイマー病を引き起こしやすいことが分かってきた。糖尿病やその予備群の人たちがアルツハイマー病になる危険性はそうでない人の4・6倍にものぼることが明らかになったのだ。

もともと、糖尿病、高血圧、脂質異常症、動脈硬化、肥満、喫煙……は心筋梗塞や脳卒中の危険因子として知られていたが、実はアルツハイマー病の危険因子でもあることが分かってきた。少なくとも、アルツハイマー病患者の3～8割には、脳梗塞や脳出血を伴っており、アルツハイマー病の症状を悪化させることが分かっている。実は、アルツハイマー病は、生活習慣病であり、イコール血管病なのだ。

つまり、糖尿病になったまま放置していると、やがてアルツハイマー病へと進行する。さらに高血圧、脂質異常症、動脈硬化などの生活習慣病と呼ばれるものが、アルツハイマー病の原因であるばかりでなく、アルツハイマー病の症状をさらに悪化させる、ということでもある。

ということは、「メタボで糖尿の気《け》がある」などと笑っていられない。将来アルツハイマー病を発症しやすくなり、やがては「メタボでボケ」、すなわち「メタボケ」という恐ろしい症状を呈する可能性が高くなるのだ。

老後にアルツハイマー病にかかるリスクを少しでも引き下げるために、まず糖尿病にならないこと。そして、もし糖尿病になったら、少しでも早い段階で生活習慣を改善し、その進行を止めておくことが大事なのだ。

「糖尿病」という言葉は正しくない？

ここで、読者のために、糖尿病の発病メカニズムと、その原因を分かりやすく説明して

（図表2－1）糖尿病はアルツハイマー病を5倍増やす！

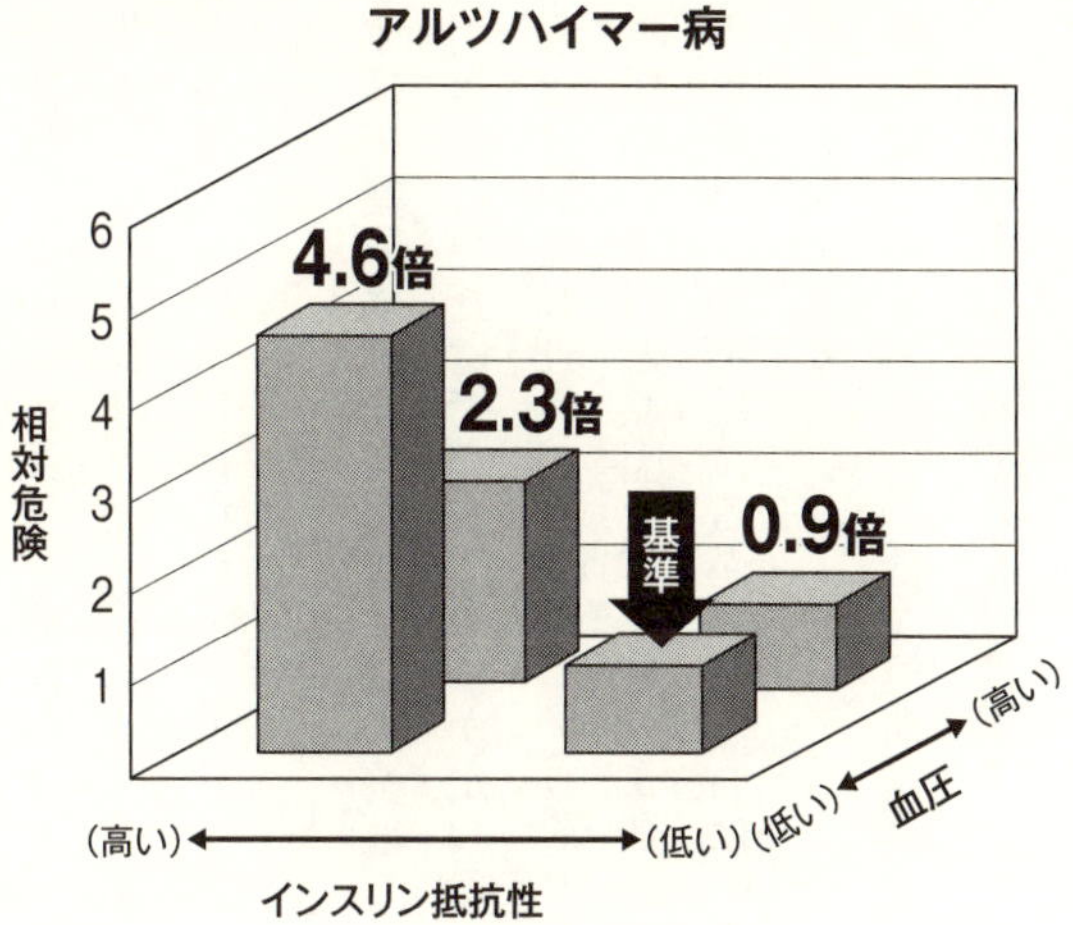

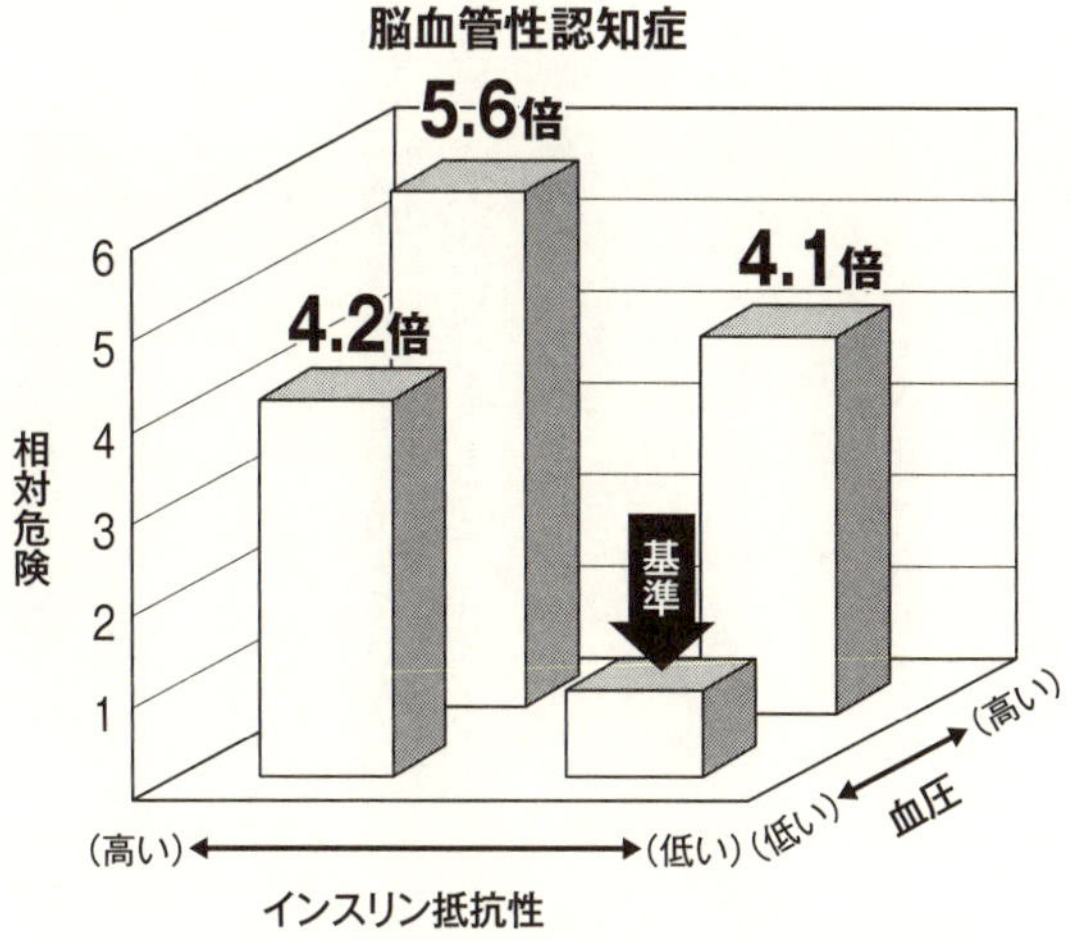

久山町研究（耐糖能異常と高血圧の有無別にみた認知症発症の相対リスク）
九州大学大学院　医学研究院　環境医学分野HPを参考に一部用語等を改変

おこう。

「糖尿病」という言葉は、名前の通り、糖が尿に含まれ、糖尿病患者の尿には蟻《あり》がたくさん集まってくる程度の知識しかない方もいらっしゃるかもしれない。実は、「糖尿病」という名前のつけ方自体が、文字通り「少し甘い」のである。

正しくは、「血管ボロボロ病」といっても過言ではないほどで、糖尿病の段階だけですまずに、糖尿病神経障害（手足の壊疽《えそ》）、糖尿病網膜症、糖尿病腎症という「三大合併症」を引き起こすだけでなく、命にかかわる「脳梗塞・心筋梗塞」も起こりやすくなる。これらがほぼ同時に進行していくという恐ろしい病気なのだ。

糖尿病の本当の原因は、膵臓のβ細胞にあるランゲルハンス島で作られるインスリンというホルモンが不足するか、あるいはその働きが十分でないために、血液中の血糖値が増加する病気である。

糖尿病そのものは、血糖が極端に高くならない限り、すぐに死に直結する病気ではないが、合併症として大変な症状を引き起こす。そしてそこに、アルツハイマー病も加えられることが明らかになってきた。

そもそも、糖とは何だろう。

一般的にいう糖とは、人間が生きていくためのエネルギーとなるブドウ糖のことで、これがないと人間は生命活動ができないといわれてきた。

事実、非常に重要な栄養分であり、脳が働くのも、筋肉が動くのも全て、ブドウ糖をおもなエネルギー源としている。

その重要なブドウ糖を、我々はどこから摂取しているかというと、日本人が主食としているごはんやパン、麺類などの炭水化物や糖類からだ。それゆえに、食事で炭水化物を主食として大量に摂取しないとエネルギーが確保できないといわれてきた。

しかし、最近では、肝臓でも「糖新生《とうしんせい》」と呼ばれる仕組みで、ブドウ糖は必要に応じて製造され、血液中に出てくることが分かってきた。

そのエネルギー源としてのブドウ糖を含んだ血液が全身へ回り、細胞の生成や活動を助けてくれる。

ところが、インスリンが不足したり、うまく機能しないと、エネルギー源であるブドウ糖が上手く消費されずに余ってしまう。この結果、血液中の血糖値が異常に高くなり、尿の中にも含まれるようになる。これが「糖尿病」だ。

しかし、本来、「糖尿病」という言葉は、この現象を説明しただけに過ぎない。

実際には高血糖の状態が長く続くことによって、血管の内側にある「血管内皮《ないひ》」と呼ばれる部分が傷つき、コレステロールなどが血管に入り込みプラークと呼ばれるコブができる。その結果、血管の内部が狭くなって、いわゆる動脈硬化の状態を引き起こす。

さらに、傷跡をふさいだ血栓がはがれて、血液中を浮遊し、より狭い部分にたまって、血管を詰まらせる。これが、脳卒中や心筋梗塞の原因となるのだ。

つまり、糖尿病による高血糖状態が長く続くことで、血管内皮が傷ついて、ボロボロになってしまう結果引き起される「血管ボロボロ状態」というのが、糖尿病という病気の本質なのである。

3つの発症メカニズム

では、なぜ高血糖の原因となるインスリン不足が引き起こされるのだろうか。

原因とされるのが、インスリンを出す膵臓のβ細胞が、免疫疾患により破壊されて、インスリンを自分で作り出すことができなくなるというケースである。

これはおもに小児に発症することが多い。そのまま放置しておくと、血糖値がどんどん高くなり、生命にも危険が出てくるので、注射により、絶えずインスリンを補充しなければならない。これは「インスリン依存性糖尿病」、いわゆる「Ⅰ型糖尿病」と呼ばれる。

これらの患者は、生活習慣によるものではなく、おもに遺伝の結果、インスリンが体内で作られなくなってしまったわけで、外部から絶えず補充しなければならない。

もうひとつが、中高年以降に発症することが多い「インスリン非依存性糖尿病」、いわゆるⅡ型糖尿病と呼ばれているものだ。

Ⅱ型糖尿病では、インスリンは正常に作られているにもかかわらず、肥満などによってその正常な作用が妨げられる。そのため、膵臓のβ細胞は、いくらインスリンを作っても、ため込んだ脂肪細胞のために、効きが悪くなっているから、どんどんインスリンを分泌し、ついには膵臓のβ細胞そのものが音《ね》を上げて動かなくなる。

一度、破壊されたβ細胞はもう元には戻らないため、食事のたびにインスリン注射で外部からインスリンを入れるしか方法がない。

さらに、すでに述べたように「Ⅲ型糖尿病」として、アルツハイマー病が脳の糖尿病ではないかという考え方が出てきた。

これは内臓脂肪の増加によってインスリン抵抗性が高まって、血液中にインスリンが増え、そこでインスリン分解酵素が使われてしまう。その結果、脳で使われるべきインスリン分解酵素が不足し、アルツハイマー病を引き起すβアミロイド・タンパクがたまりやすくなるためだ。こうしてアルツハイマー病が、生活習慣病の一種であるということが明らかになってきた。

糖尿病になりやすい人とは

では、どのような人が糖尿病になりやすいのだろうか。

最も大きな原因が、肥満である。

なぜ、肥満になると糖尿病になりやすいのか。

それは、毎日食べる食事によって、摂取された余分なエネルギーが、体脂肪となって脂肪細胞に蓄えられ、その結果、脂肪を蓄えた脂肪細胞がどんどん増え、インスリンの働きを防げる物質を出すためである。

現在、肥満の基準としてよく知られているのが「ＢＭＩ」である。ＢＭＩは「体重（kg）÷身長（m）の２乗」で計算される。

例えば、身長１７０cmで、体重が75kgの場合は、75÷（１・７×１・７）≒25・９となる。日本肥満学会では、この数値が25以上を肥満、35以上では高度肥満であると定義している。

自分は肥満ではないから大丈夫と思っていても、実は内臓やその周辺に脂肪が蓄積されている。「内臓脂肪蓄積型肥満」と呼ばれる人も多く、これもインスリン抵抗性を高める原因となる。

この「習慣」が肥満を引き起こす

肥満を引き起こす最大の原因となるのが「夜の炭水化物のドカ食い」である。

炭水化物を摂ることで血中に糖が増えると、インスリンが分泌され、糖はエネルギーに変えられる。その際、余分な血中の糖がグリコーゲン（筋細胞）のほか、中性脂肪（脂肪細胞）としても蓄えられる。つまり、インスリンは、血糖を脂肪細胞にため込む作用もするのだ。

本来、インスリンは糖の消費に使われるのだが、夜はそのまま寝るだけだから、糖はあまり消費されない。すると、分泌されたインスリンは、脂肪を作ることに使われ、皮下脂肪や内臓脂肪として蓄積されてしまう。そのため、夜、たくさん食べると肥満になりやすいのだ。

その蓄えられた脂肪をエネルギーとして排出する働きを持つのが、グルカゴンというホルモンであり、そのグルカゴン・ホルモンが多く分泌されるのが朝である。

すなわち、朝食はしっかり食べても、朝はエネルギーが放出されるグルカゴン・ホルモンがたくさん出ていて、エネルギーに変換されやすく、食べた割に太りにくいのだ。

睡眠不足も発症リスクを高める

また、インスリンの分泌量は、一回の食事の摂取エネルギー量で決まる。毎回の食事の量が多い人は、それだけインスリンの分泌量が多くなり、結果として内臓脂肪として蓄えられやすくなる。

さらに睡眠の過不足も、肥満になりやすく、糖尿病の発症リスクが増大する。

例えば、睡眠時間が７～８時間を１としたとき、５時間未満になると糖尿病の発症リスクは、２・５倍。６時間では１・７倍。９時間以上でも１・８倍に増大する。つまり、睡眠が少なすぎても、また多すぎても肥満の原因となり、糖尿病になりやすくなるのだ。

さらに睡眠不足や不眠が続くと、過食の原因にもなる。睡眠不足や不眠の結果、摂食促進物質であるグレリンの濃度が上昇し、逆に摂食抑制物質であるレプチンの濃度が低下する。すなわち睡眠不足になると空腹感が増強し、食欲も高まって肥満の原因になる。

理想的には、成人してからの体重の増加は、±１％以内。つまり、成人式のときの体重が60kgの人なら、60歳の還暦時でも、体重は59・4〜60・6kgの範囲に収めることが望ましい。これは厳しすぎるという意見もあるが、ひとつの目安として体重減に取り組むといいだろう。

慢性的なストレスが認知症をも引き起こす理由

そして、慢性的なストレスも、副腎皮質《ふくじんひしつ》から出るコルチゾルというホルモンの分泌を刺激し、腰回りの肥満や血糖値の上昇、高血圧、免疫システムの混乱を引き起こしやすい。

健全なレベルのコルチゾルを維持することは、健康には欠くことができないものだが、過剰だったり、不足したりすると、むしろ有害となる。

コルチゾルのバランスを取るには、十分な睡眠と適度な運動をし、新鮮な空気を吸ったり、笑ったり楽しんだりと生活の中でリラックスする時間を持つことが大切となる。

慢性的なコルチゾル過剰は、肥満を引き起こすのみならず、脳細胞にとっても有害だ。コルチゾルのレベルがずっと高い状態で生活していると、アルツハイマー病や認知症になる確率が高くなることが分かっている。

人間の身体で、ストレスを引き起こすどんな刺激にも反応するのが副腎だ。絶食、感染、激しい運動や痛み、あるいは感情的心理的ストレスが原因となって、コルチゾルなどのストレス・ホルモンを分泌するよう副腎が刺激される。

その結果、20代から30代の前半ぐらいまでは、若さにまかせてストレスいっぱいの不健康なライフスタイルでも何とかやり過ごせるが、30代半ばになればそのツケが回って、50代に入ると病気の原因にもなるのだ。

その代表的な病気が、糖尿病である。そして同時に進行する高血圧、脂質異常症、肥満と合わせて「死の四重奏」と呼ばれる状態になり、動脈硬化が進行していく。

特に糖尿病は別名「サイレント・キラー」と呼ばれるように、音もなく静かに忍び寄ってくる。

そして、さまざまな合併症に加えて、脳梗塞、心筋梗塞、アルツハイマー病——という、さらに重篤な病を発症することになるのだ。

インスリンを過剰分泌させないためには

食事で摂る炭水化物から繊維質を引いたものが「糖質」である。食後に血糖値を急上昇させるのは、糖質のみだから、特に精製された糖質を食事で大量に摂取すると、血糖値が急上昇し、それを下げるために、膵臓からインスリンが分泌される。

ヒトのインスリン分泌は、基礎分泌と呼ばれ、24時間少量ながら持続分泌されるものと、食事による糖質制限時に基礎分泌の3～30倍出る追加分泌の2種類ある。

脂質の摂取時には、インスリンの追加分泌は起こらないし、タンパク質の摂取時にも、ごく少量分泌するが、大半は糖質を摂取した際の追加分泌だ。

ということは、毎日の食事で糖質をできるだけ制限すれば、それだけ血糖値の急上昇とインスリンの追加分泌後の急降下が起こらないわけだ。血糖値が1日何回も急上昇、急降下することにより、血管内皮が損傷し、そこに血栓がたまりやすくなる。

また、糖質を1日何回も食事で大量に摂ることにより、追加分泌が大量、頻回に起こり、その結果、インスリンが必要以上に血液中に放出される。

それが運動などで消費できればいいが、消費されずに残った大量のインスリンは、脂肪の合成にも使われ、おもに内臓脂肪として腹囲に蓄積されるのは前述した通りだ。

これがいわゆる「ポッコリお腹」を作る原因になり、インスリン抵抗性をも高める原因になる。

また、血中に高濃度の血糖が常に回るため、膵臓のβ細胞自身が疲弊し、β細胞が機能しなくなり、インスリンが追加分泌できなくなり、ついには糖尿病を発症する。

そのため、食事でカロリーを制限するとともに、膵臓から分泌されなくなったインスリンの代わりに、外部から毎回の食事ごとにインスリン注射をして、血糖値を下げる。これが従来までの糖尿病治療だった。

しかし、余って内臓脂肪の蓄積に使われるぐらいなら、結果として膵臓に大量のインスリンを追加分泌させてしまう元凶である「糖質の大量摂取」を制限すればいいのではないか。これが現在、注目されている「糖質制限食」である。

東洋人が白人よりも糖尿病にかかりやすいワケ

白米を主食とする日本人や中国人など、アジア系の国民は、白人に比べて糖尿病になりやすいという研究結果も出ている。

2012年3月に米・ハーバード公衆衛生大学院のエミリー・A・フーらが、日本、米国、オーストラリア、中国で行われた4つの研究報告を分析した結果、白米の摂取量が1日当たり茶碗1杯増えるごとに、糖尿病のリスクが11％上昇するという結果が出た。

これは、4ヵ国で計35万2384人を対象に、4～22年間追跡調査したもので、期間中に1万3284人がⅡ型糖尿病を発症した。

これをアジア人と西洋人に分けて検討したところでは、アジア人の場合、白米摂取量の最小の群と最多の群では、糖尿病のリスクは、最多の群が55％も高かった。一方、西洋人では、その群の差が12％に過ぎなかった。

アジア人の中でも、中国人は1日に茶碗約4杯分を食べていたが、西洋人は週に5杯未満と少なかった。つまり、摂取エネルギー源における白米の重みが異なっていたのだ。

また、米・ジョンズ・ホプキンス大学のジィ・ウォン・R・リー教授らが１９９７年から２００８年までの18歳以上を対象とした国民健康調査（ＮＨＩＳ）を解析した結果では、アジア系米国人と非ヒスパニック米国人（いわゆる白人）とでは、アジア人の糖尿病が４・３％から８・２％に増えたのに対し、白人は３・８％から６％の増にとどまり、アジア人は白人に対して30～50％糖尿病になりやすいという結果が出ている。

一方で、肥満者の割合は、アジア人のほうが白人よりも低く、２００６年から２００８年までを比較すると、アジア人が17％、白人が25％だった。

ということは、アジア人のほうが白人より痩せていても糖尿病にかかりやすいことを示している。

身体にたまる脂肪としては、身体のクッションとして働く「皮下脂肪」と、腸管の周囲にたまり、糖尿病をはじめとする生活習慣病のリスクを高める悪玉因子を出す「内臓脂肪」があるが、アジア人の場合、白人よりも相対的に内臓脂肪をためやすいことが分かっている。

その結果、西洋人に比べ、お腹の周囲が少し出てきただけでも、糖尿病にかかりやすい。

一方の白人は、アジア人に比べて内臓脂肪がたまりにくく、欧米人に見られるような巨大肥満になってから、ようやく糖尿病を発症するのだ。

つまり、アジア人のほうが遺伝的要素で、糖尿病のリスクが高いにもかかわらず、多くのアジア人が白人に比べて白米を大量に食べることで、さらに糖尿病になりやすくなっているということだ。

第3章

糖質制限がアルツハイマーを予防する！

糖尿病から即、アルツハイマー病になる恐れが

アルツハイマー病は、単なる脳の病気ではなく、生活習慣病であり、同時に、脳の血管病・糖尿病であるということがお分かりいただけたと思う。

元々、この病気は心筋梗塞や脳卒中が危険因子であることがよく知られていたが、最近では、糖尿病、高血圧、脂質異常症、動脈硬化、肥満、喫煙――といった生活習慣病（やその要因）がアルツハイマー病の危険因子であることが明らかになった。

糖尿病を経てアルツハイマー病になる人は、次のような発症に至るプロセスをたどる。

・不規則な生活習慣と食習慣、運動不足、短い睡眠時間、喫煙

↓

・高血圧、脂質異常症、動脈硬化 ＋ 肥満

↓

・インスリン抵抗性の増大
↓
・糖尿病
↓
・インスリン抵抗性のさらなる増大による脳内のβアミロイド・タンパクの蓄積
↓
・脳の表面の老人斑の出現
↓
・５～10年後に、脳の内部にリン酸化タウの蓄積
↓
・３～５年後に、軽度認知障害（ＭＣＩ）の発症
↓
・数年後にアルツハイマー病を発症

最近の研究では、さらに恐ろしいことが明らかになっている。

アルツハイマー病にかかったモデル・マウスと肥満型糖尿病のモデル・マウスを交配させて作ったマウスは、生後わずか8週間で完全な認知症となった。さらに通常のアルツハイマー病マウスと比較したところ、糖尿病とアルツハイマー病を組み合わせたマウスの脳には、老人斑ができる前に、血管にβアミロイド・タンパクが付着し痴呆状態になっていた。このことは、神経変性が起こらなくてもアルツハイマー病になる危険性があることを示している。

通常、脳血管は、刺激が加わると広がって神経組織に行く血液量を増やして対応する。あるいは、神経組織が傷つきそうになれば、血液量を増やすことでこれを助けようとする。ところが、脳血管についたβアミロイドが脳血管の広がりを抑え、必要なときに血流を増やして助けることができなくなってしまうのだ。つまり、簡単に脳神経が死滅していくことになる。

糖尿病患者は、老人斑ができる前からすでに危機に対応できなくなり、ストレスがかかるたびに脳神経が死んでいきやすくなってしまっているのだ。

アルツハイマー病は、発症の10〜20年ほど前に、脳の表面に老人斑と呼ばれるシミが付着し、これが放置されると脳の内部にタウ・タンパクが凝集する。さらに、タウが脳の内部で神経原線維にからみついて毒性を出し、神経細胞を死滅させてしまう。この結果、アルツハイマー病を発症させることが分かっている。

だが、糖尿病患者においては、この老人斑が脳の表面にできる以前から、血管内のβアミロイドの増加で、アルツハイマー病へと進行する危険性が高いのだ。

そこで「糖尿病」「生活習慣病」を防ぐ観点からの新たなアルツハイマー病予防の対策が打ち立てられるようになってきた。

アルツハイマー病予防と糖質制限

この糖尿病、従来までは、診断されるとまず食事制限と減量を命じられた。

しかし、いわゆるバランスの良い食事とカロリー制限を両立するということは、言うは易しだが行うのは相当に難事である。

その結果、多くの患者が継続できずに脱落していく。

現実に実践してみると、好きなものも食べられず、しかも量が極端に少ない。その結果、毎日の食事に満足できずに続かなくなってしまうのである。

それでいて、血糖値は血糖降下剤を用いても一定以上、下がらない。その理由は、炭水化物、中でも精製された炭水化物（白いパン、白米、パスタ類）や糖分（ソーダ類、クッキー、チップス、アイスクリーム）を摂ってしまうためである。食後に血糖値を上げるのは、炭水化物しかないからだ。

ここから通常の食事では摂り過ぎてしまう糖質を制限し、必要以上の糖質を食事で摂らないようにして、食事のたびに血糖をむやみに上げないようにしようという食事療法が生まれてきた。

それが、前述した「糖質制限」である。

糖質制限のメカニズム

糖質制限のメカニズムは、シンプルである。

人間の三大栄養素と呼ばれる糖質、タンパク質、脂質のうち、血糖値を上昇させるのは、基本的に糖質のみ。特に白いごはん、白いパン、パスタなど、精製した「白い炭水化物」を短時間にドカ食いするスタイルで摂ってしまうと、血糖値が急上昇する。そのままでは危険なので、それを降下させるため、膵臓からインスリンの追加分泌が大量に起こる。

また、1日3食の食事に加えて、間食やおやつなどで間断なく糖質を摂り続けると、その都度、血糖値が上昇し、それを降下させるたびにインスリンが分泌される。その際、血管内では、グルコース・スパイクと呼ばれる激しい血糖値の乱高下が起こり、高血糖状態が続くことで、血管の内皮が傷つけられる。傷口にふたをするために、血栓が付着して、動脈硬化などの原因となっていく。

糖質の過剰摂取→血糖値の上昇→インスリンの追加分泌の連続→皮下脂肪・内臓脂肪が腹囲に蓄積→インスリン抵抗性の増大→インスリンを分泌し続ける膵臓の疲弊→血液中の

血糖値の日常的な上昇→高血圧、脂質異常症、糖尿病の発症→そして脳内のβアミロイドの蓄積――。

こうした「負の連鎖」によって、最後は糖尿病からアルツハイマー病の発症に至る。

それを断ち切ってくれるのが糖質制限なのである。

多くの場合、効果はすぐに表れる

糖質摂取を最小限に抑えれば、血糖値の急上昇もなくなる。それを降下させるためのインスリンの追加分泌も行われなくなる。

その結果、内臓脂肪としてお腹周りに蓄積されなくなる。

それどころか、すでにお腹周りについた内臓脂肪が急激に取れていく。

だから、糖質制限を始めるとお腹周りがみるみるスッキリしてくるのだ。

内臓脂肪は、付きやすい代わりに、落ちやすい。だから糖質制限するとすぐに落ちていく。これに対して、女性に多い皮下脂肪は、母体を守るために蓄えられている、したがって、糖質制限は、どちらかといえば男性のほうが減量しやすいのだ。

しかし、女性でも半年とか少し時間をかけて糖質制限に取り組めば、人によっては10kg、20kgと痩せることができる。

「糖質制限食」の勘違い

糖質制限については、

「三大栄養素のひとつである糖質を摂らないとは何事か」

「糖質ゼロは、人体にとって危険だ」

という批判もある。

だが、現実には「糖質ゼロ」の食事などあり得ない。なぜなら比較的糖質が少ない葉物野菜を食べていても、糖質は含まれているからである。

糖質制限を続けると、まずは、血糖値の降下と、過去1〜2ヵ月間の血糖状態を表すHbA1c（ヘモグロビンエーワンシー）の数値低下という、糖尿病治療にとっての二つの

「重要課題」が即座に改善に向かう。さらに、人によってその期間や効果は異なるが、1ヵ月から3ヵ月で10〜18kgの大減量も可能となる。

これを従来までのカロリー制限と運動によって下げてもいいのだが、カロリー制限だけでは、糖質を摂る量は減らないから、血糖値は下がらない。また、HbA1cもなかなか低下しない。運動も重要だが、いくら激しい運動をしても運動によるカロリー消費では、30%程度のカロリーの減少がせいぜいだ。つまり、運動によって痩せるのは、きわめて効率が悪い痩せ方なのである。

運動はむしろ糖質制限によって一度痩せてから、再び太らない筋肉質の身体にするために行うことで、より効果が高まると考えたほうがいい。

結論をいおう。メタボ体型から一刻でも早く逃れるためには、一定期間（3ヵ月程度）、少し厳しめの糖質制限を実践することだ。すると面白いように痩せ、内臓脂肪も消費されるので、たいした運動はしていなくともメタボから脱出できる。

ただし、糖質制限を行う間は、糖質に代わってタンパク質、良質の脂質を以前より多めに摂らないと、エネルギー源が枯渇してフラフラになって危険だ。

(図表3－1) おもな脂質の種類と、それを多く含む食品

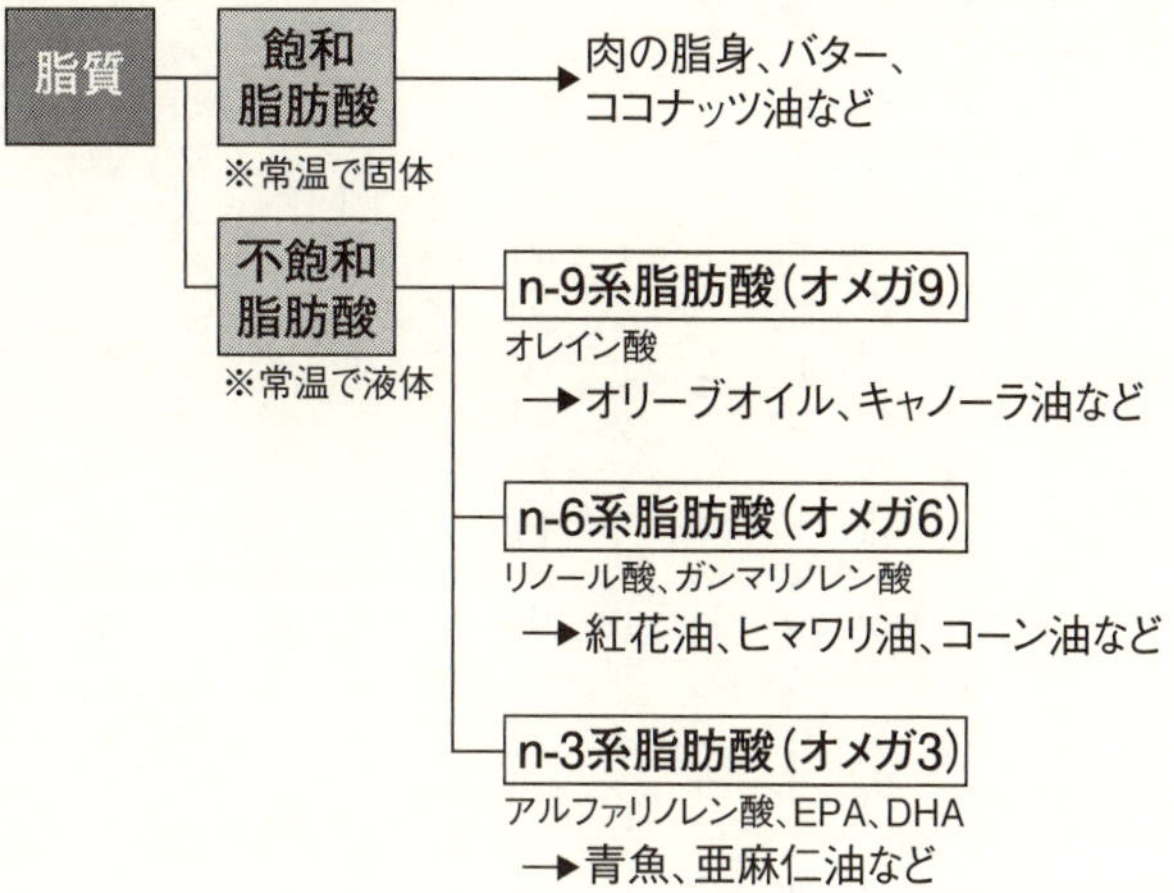

例えば、新鮮な肉、魚、卵、豆類をタップリと摂り、肉や魚と同時に食物繊維を摂って腸内環境もよくしておくことが必要だ。

糖質制限は、主食の代わりに肉や魚をいくらでも食べていいと勘違いされるが、物事には全てプラスとマイナスの側面がある。糖質をせっかく制限しても、肉の脂身やバターなど「飽和脂肪酸」と呼ばれる質の悪い脂質ばかり摂っていては、せっかくの糖質制限も効果が半減してしまう。

そのためにも、脂身はできるだけ控えるようにし、牛や豚の赤身や鶏などの肉類を以前より多く食べ、食物繊維の豊富な野菜をまず先にタップリと食べる。

例えば、トンカツ定食などを食べる場合、食物繊維の多いキャベツや具だくさんの豚汁などから食べ、それから脂身を除いたトンカツをいただく。このとき、トンカツにはぶ厚いパン粉がまぶしてあるから、全部とはいわないまでも半分ぐらいは衣をはがして中身の肉だけを食べる。それから最後に、どうしても食べたければ、少なめに盛ってもらったごはんをひと口食べる。こんなイメージである。

最初に野菜を食べておくと、食物繊維によって糖質や脂質の吸収を抑えてくれるだけでなく、糖質量の少ない食物を先に食べることで、その後に糖質を摂っても血糖値が上がりにくくなることが分かっており、インスリンの分泌が抑えられるのだ。この方法は「食べる順ダイエット」として知られるようになってきた。

こうして糖質制限によってメタボから短期間で脱出し、血糖値を下げて、糖尿病のリスクも減らしておく。その結果、インスリン抵抗性も低くなり、アルツハイマー病を引き起こすβアミロイドの蓄積も食い止められる。

世の中、あれもこれも同時に行おうとすると必ず失敗する。まずは、一定期間、厳しめの糖質制限を徹底することで、メタボから短期間で脱出し、血糖値も下げて、糖尿病のリスクを軽減しておくのがいいだろう。

血糖値を上げない「中〜低ＧＩ値」の食品を選ぼう

血糖値を急上昇させる食品か否かを見分けるひとつの指標が、「ＧＩ値」（グリセミック・インデックス、血糖指数）だ。

このＧＩ値は、ブドウ糖を摂取した場合を１００として計算し、食べてすぐに血糖値を上げる食品を「高ＧＩ食品」、血糖値をゆっくり上げる食品を「中〜低ＧＩ食品」と呼んでいる。

中〜低ＧＩ値食品には、そば（59）、ライ麦パン（58）、玄米（56）、全粒粉パン（50）のほか、全粒粉パスタ、オールブランのシリアルなどがある。

一方、高ＧＩ値食品には、食パン（91）、餅（85）、精白米（84）、うどん（80）、パスタ（65）などがあり、砂糖類はもとより、菓子パンやケーキ、チョコレートなども高ＧＩ値食品に含まれ、食べるとすぐに血糖値が上がりやすくなる。

すなわち糖質制限で糖質が多く含まれる白米、白パン、パスタなどといった主食をできるだけ制限しつつ、それが辛い場合に、玄米、五穀米、そばなどの中GI食品を少量食べるようにすればいいのだ。

老化を進めるAGE（終末糖化産物）とは

もうひとつ食事の際に注意したいのが、AGE（終末糖化産物）の産生である。

血糖値の高い状態が続いて血液中の糖が常に高い状態になると、体内の糖化が進み、「AGE」と呼ばれる悪玉物質が生み出され、蓄積される。

このAGEは、熱が加わることによって、糖がタンパク質に反応して、糖化現象を引き起こすもので、砂糖を加熱するとベタベタになるような現象が体内でも発生するのだ。

AGEによって、体内の老化が進むと、糖尿病の悪化を招くだけでなく、肌の老化や骨粗しょう症、心筋梗塞、アルツハイマー病なども起こしやすくなる。

糖化を防ぐ方法は、二つある。

(図表3－2) おもな食品のGI値

※ブドウ糖を100とした場合

食品	GI値	食品	GI値
食パン	91	白砂糖	110
餅	85	キャンディ	108
精白米	84	黒砂糖	99
うどん	80	菓子パン	95
胚芽米	70	チョコレート	91
そうめん	68	ジャガイモ	90
パスタ	65	はちみつ	88
そば	59	トウモロコシ	70
ライ麦パン	58	バナナ	55
玄米 (五分)	58	サツマイモ	55
玄米	56	トマト	30
全粒粉パン	50	アーモンド	30
肉類	45〜49	ピーナッツ	28
豆腐	42	プレーンヨーグルト	25
魚介類	40前後	キュウリ	23
チーズ	35	コーヒー	16
納豆	33	みりん	15
卵	30	緑茶	10
牛乳	25	紅茶	10

溝口徹『「うつ」は食べ物が原因だった！』(青春出版社) より

まず、血糖を急上昇させる白く精製された炭水化物や砂糖を摂らないことだ。

そして第二に、すでに糖化している食物をできる範囲で避けることである。

例えば、トーストやグラタン、唐揚げ、ソーセージの焼いたものなど、高温で加熱する調理は、タンパク質を構成する最小成分のアミノ酸と糖質が一緒に加熱され、いわゆる「お焦げ」と呼ばれる褐色の部分を作る。

特に電子レンジは、短時間で高温加熱するため、AGEが発生しやすくなる。したがって、むやみに「レンジでチン」をせず、「お焦げ」の部分をできるだけ食べないようにする。

しかし、食欲をそそる焼き料理を全面的に禁止するのも現実的ではないので、例えば、焼肉ばかりを食べるのではなく、3回に1回はしゃぶしゃぶなどの煮込みの料理や蒸し料理に変えるだけでも、AGEによる悪影響はずい分と緩和される。

また、油で揚げたり、焼いたりするスナック菓子、せんべい、クッキー、ケーキなどの間食をできるだけ摂らないようにするのもひとつの方法だろう。

AGEの蓄積は、油の摂取だけとは限らない。それ以外にも、砂糖のたっぷり入った甘いお菓子や小麦粉を使ったお菓子、米菓子、甘味料の豊富な清涼飲料水などを摂ることでも蓄積し、身体の糖化を進めてしまう。

ペットボトル飲料の「果糖ブドウ糖液糖」には要注意

ＡＧＥをさらに生み出しやすいのが、ペットボトル飲料やコーヒー飲料などに多く含まれる、トウモロコシから抽出された「フルクトースコーンシロップ」と呼ばれる凝縮された糖質である。

このシロップは「果糖ブドウ糖液糖」や「高果糖液糖」などと商品ラベルに記載されているが、砂糖に比べて簡単で安く製造でき、熱に強く変質しにくいため、ペットボトルやコーヒー飲料、お菓子、焼き肉のタレなどに幅広く使用されている。

いわば、摂取しても分かりにくい糖質であり、しかも血糖値を恐ろしく急上昇させる元凶である。

このフルクトースコーンシロップは、ブドウ糖に比べ、ＡＧＥ化するスピードが10倍も速いといわれ、依存性も強くなる。そのため、一度摂取すると、脳がもっと欲しいと暴走しだして、摂取が止まらなくなるのだ。

市販のジュースなどに「果糖ブドウ糖液糖」や「高果糖液糖」などが表示されていたら、不要な糖化やAGEの蓄積を防ぐためにも、できるだけ飲まないほうがいいだろう。

食事で摂るAGEの多くは、腸が正常に働いていれば体外に排泄されていくが、約7%が体内にたまり、次第に蓄積されていく。

AGEを含むものの食べ過ぎや糖質の摂り過ぎによって、皮膚がたるみ、神経がおかされ、じわじわと身体が老いていく現象を「スローミイラ化」と呼ぶ。

こうした「スローミイラ化」現象を食い止めるためにも、むやみな間食は摂らないか、主食の糖質制限と低GI化を進めたいところだ。

プロエイジング＝老化促進の食べ物の代表とは

こうした「工夫」を何もせずに、ただ自分の食べたいものを食べ、運動もしないままだったら、どうなるか。放っておけば、メタボとアルツハイマー病の「メタボケ」症状がすぐに迫ってくる。

それが人間の老化の結果で「自然の摂理」であると思っていたら大間違いだ。

もちろん、誰にでも「老化」（エイジング）はある程度進む。

だが、食べ物の中にはそれを摂ることで、ただでさえ進むエイジングをさらに加速させてしまう、いわゆる「プロ（ｐｒｏ）エイジング」の機能を持つ食べ物が存在することを忘れてはならない。

その「プロエイジング」の食べ物の代表格が糖質なのだ。

若い頃は、瞬発力のある動きや子作りをするために、ヒトは炭水化物から糖質を摂り、それをエネルギー源とする。

しかし、50代に入る頃から、瞬発力は弱いが持続力に優れたエネルギーシステムに身体が変わるのだ。

にもかかわらず、若い頃と同様の炭水化物中心の食事を続けていると、切り替わったエンジンが働かなくなり、生活習慣病をもたらすばかりでなく、活性酸素が大量に発生し、細胞を酸化、すなわちサビさせてしまう。これが「老化」の原因である。それは「若返り」

（アンチエイジング）とは全く正反対の作用をあなたの身体にもたらすのだ。

したがって、糖質制限によって、まず「老化の促進」（プログレス・エイジング）をストップさせることが何より重要なのである。

インスリンの過剰分泌が老化も早めていた

糖尿病が悪化するとインスリン注射を打つが、その結果、インスリン注射をしない糖尿病患者に比べ約2倍、糖尿病ではない人に比べると約4倍、アルツハイマー病になりやすいという研究結果も出ている。

アルツハイマー病だけでなく、脳血管性認知症についても、多すぎるインスリン分泌が危険因子のひとつだとされている。

インスリンというホルモンは、成長ホルモンとして肥満の原因となるだけでなく、老化ホルモンの役を果たし、代謝のシステムをかき乱す働きがある。したがって、できるだけ分泌を抑えたほうがいいのだ。

老化の速度が遅い人、すなわち年齢の割に見た目が若い人は、基礎分泌のインスリンが少なめで、その結果として、健康を保っているともいわれている。

インスリンは、糖質を摂取すればするほど追加分泌されるのだから、糖質の多すぎる食生活が、生活習慣病や老化、さらにはアルツハイマー病を促進しているのである。

糖質制限のことを、英語で「ローカーボ」というが、「老化防止」には、まさしく「ローカーボ」が必須である。

第４章 アルツハイマーにならない人の食生活

まずは「この食習慣」が始めやすい

糖尿病をはじめとする生活習慣病の予防は、何よりまず新しい食習慣を身につけることから始まる。その場合、最も気をつけなければならないのは、決して無理をしないことだ。また、どんな健康に良い習慣でも、その日の気分次第でやったりやらなかったりすると、効果は限定的になってしまう。

また、どんな習慣であれ、変えるのに遅すぎるということは決してない。塩辛い味つけに長年親しんだ人が塩分控えめの食習慣に変えると、最初はこんな薄い味の料理は食べられないと苦情をいう。ところが塩分量の少ない食事を続けていくと、やがてうす味に慣れ始め、その食材本来の味が楽しめるようになる。

つまり、「食習慣」というのは、実は本人が考えているよりも案外簡単に変えられるものなのである。

定期的に健康的な食習慣を継続するという意味では、1日3食、全て栄養バランスに配慮したメニューでなくとも、１日のうち１食をヘルシーな食事内容に変えるだけでも、生活習慣病が防げ、肥満からも脱出できるのだ。

京都大学名誉教授で、武庫川女子大学国際健康開発研究所所長の家森《やもり》幸男氏らの研究によると、１日１食だけでも栄養のバランスに十分配慮し、魚や豆腐などの大豆食品を積極的に摂ることで、動脈硬化や血圧の改善に大きな効果が生まれることが明らかになっている。

ということは、例えば、忙しい朝食や昼食は無理に食事バランスにこだわらず、夕食に主食を取らずに炭水化物を制限する糖質制限を実践し、魚や豆腐、野菜などを中心に、たっぷりと摂ればいい、ということだ。

前出の家森教授は１日の活動がスタートする朝食にだけ配慮した。カスピ海ヨーグルトにきな粉を混ぜ、５種類以上の野菜を入れた山盛りの具だくさんみそ汁を食べて、食が偏りがちな単身赴任生活を乗り切ったという。

出汁《だし》を取った昆布やいりこもそのまま盛りつけることで、アミノ酸やＤＨＡを摂取し、減塩をカバーするために、いりゴマを上から振りかけるという工夫も行ったそうだ。

このように朝食でも、昼食でも、そして夕食でもいいので、1日1食の栄養バランスを改善することから始めてみてはいかがだろうか。

無理なく糖質を抑える工夫

また主食のごはんも、糖質制限からすれば最低、夜だけでも抜くことが望ましいが、それが無理なら、精白米を玄米、すなわち未精製の米にかえるだけでも、血糖値の急上昇が抑えられるだけでなく、ビタミンB群やミネラル、適度な食物繊維が摂れる。

同じように、塩や砂糖もまっ白に精製したものより、ミネラルが適度に混ざった自然塩や黒糖などのほうが吸収がゆるやかになる。

また、もし同じ白米を食べる場合でも、先に血糖値の上がりにくい野菜類を食べ、ゆっくりと時間をかけて食事するようにする。

こうした健康に良い生活習慣を、たとえひとつでも自分がやりやすいものから実践し、習慣化することによって、生活改善の効果は必ず出てくるのである。

そしてひとつ習慣化したら、次はまた新しい習慣をひとつ加えていけばいい。たとえひとつでも、過去の食習慣を改め、健康にとっていい食習慣を実践し、継続するだけでも大きな効果を生む。

最も始めやすい食習慣の改善から始め、それが習慣化して何の苦もなく毎日続けられるようになったときが、さらに新たな食習慣を加えるときなのだ。

ところが、最初の一歩を失敗すると、それがトラウマとなって、どうせ自分には無理だろうと、行う前から諦めるようになる。

そして、自分の診断数値にも無関心になって、現実に目をそむけるようになっていく。

したがって、小さな一歩でいいから、健康な食習慣を実践して、これを成功させたのちに新たに健康に良い食習慣を加えていく。

極端な話、これだけを日々意識し、実践するだけでも、自分自身の健康が大きく改善していくのが実感できるはずである。

脳にいい食事スタイル・食事療法を知っておこう

こうした食習慣の工夫を行うとともに、脳の健康にいいことが認められている食事スタイル・食事療法を取り入れていくことも脳を活性化させ、記憶力の低下を防ぎ、アルツハイマー病をはじめとする認知症予防になる。

なかでも、多くの健康効果が認められているのが地中海式食生活（地中海食）だ。地中海食は、ギリシャやイタリアなどの地中海沿岸の国々で伝統的に食べられてきたオリーブオイルや魚介類を多く使った伝統的な食事スタイルである。

トマト、タマネギ、ニンニクなどをたっぷりのオリーブオイルとともに調理し、肉類は控えめにして月2～3回にとどめ、魚をたっぷり食べる。また赤ワインも適度に摂るという食事療法で、ビタミンC、E、カロテノイドなど、脳に良いさまざまな食材を組み合わせて食べることで、脳細胞を酸化のダメージから守ってくれる。

また、血圧降下の食事療法として効果が認められているのが「ダッシュ（DASH）食」だ。

ダッシュ食は、血圧を下げる食材や栄養素を、1日の摂取量を決めて摂るもので、肉類を少なくし、野菜、全粒穀物、ナッツ類、豆類などあらかじめ決められた量を厳格に守って食べる。

そして、ホウレンソウなどの緑黄色野菜を豊富に摂り、肉の代わりにナッツや豆類、低脂肪の牛乳やチーズ、ヨーグルトなどを多く摂る。こうした食事療法により、降圧剤と同じ効果を上げるものだ。

次に「低GI食」。

血糖値を急上昇させる食品か否かを見分けるひとつの指標が、前述した「GI値」（グリセミック・インデックス、血糖指数）だ。

同じ糖質を摂るのでも、血糖値を急激に上げる食品（高GI食品）を避け、野菜や豆類などの低GI食品を摂るようにするのが、「低GI食」である。

この「低GI食」と似ているが、血糖値が上がりにくい食品を摂るのではなく、食べ物から摂取する糖質量そのものを一定に制限し、糖尿病治療やダイエットに効果を上げているのが、これまで繰り返し述べてきた「糖質制限食」だ。続けやすく、リバウンドもしにくいという利点もある。

こうした食事療法を知り、自分で一番実践しやすく、かつ長く続けられる療法を選ぶ。そして、始めたら、まずはその方法に忠実に従って、結果を出すことが大切である。

沖縄クライシスの衝撃――長寿県から不健康県に転落した理由

「沖縄クライシス」という言葉を、ご存じだろうか。

これは、肥満、メタボリック症候群の増加により、沖縄県に住む男性の平均寿命が大きく低下している現象である。

かつて「長寿の島」として知られた沖縄は、1985年（昭和60年）時点で男性の「都道府県別平均寿命ランキング」が第1位だった。

ところが1990年（平成2年）に、長野県に抜かれて第5位に転落し、1995年（平成7年）には、第4位とやや盛り返したものの、2000年（平成12年）には第26位、2005年（平成17年）は第25位、そして2010年（平成22年）と2013年（平成25年）

には第30位——と全国平均を下回る「早死に県」となってしまった。

また、沖縄の女性も１９８５年から２００５年までは、長寿日本一を記録していたが、２０１０年には第３位、２０１３年も第３位と長寿トップの座を長野県に明け渡してしまっている。

そして、男性の場合「肥満・メタボリックシンドローム」患者の割合も多い。

平成16年度の生活習慣病予防健診受診では、沖縄男性のＢＭＩ25以上、すなわち肥満の割合が50％に達し、他の平均寿命が上位の県の中で、突出して多い。また、メタボリックシンドローム患者の割合も、他県の2倍近くある。

厚生労働省の２０１０年国民健康・栄養調査でも、男性（20〜69歳）の肥満者の割合が、沖縄では45・２％と全国でも圧倒的に高い。

次いで、宮崎県（44・7％）、栃木県（40・5％）、福島県（40・3％）、徳島県（40・1％）が「全国肥満県のビッグファイブ」となっているのである。

しかも、恐ろしいことに沖縄のトップを、宮崎、栃木、福島、徳島の４県がものすごい勢いで追いかけていることが分かる。

これは何を意味しているのか。沖縄の下落スピードが一時より落ち着いているのは、沖縄の人の健康が良くなっているというよりもむしろ、他県の悪化が沖縄に追いついてきていると見るべきなのだ。

沖縄の場合、平均寿命が短いだけでなく、65歳未満（すなわち定年前）の死亡割合も高い。男性は、全国平均の20・2％を大きく上回る28・1％で、全国トップ。女性も全国平均の10・9％を上回る13・8％で全国5位となっている（平成17年度）。

すなわち、沖縄では平均寿命が短いだけではなく、定年まで生きられずに「早死に」してしまうケースが、他県に比べて圧倒的に多いのだ。

死因別死亡率でも、男性が糖尿病では第1位、脳出血では第3位、心筋梗塞では第21位だ。また女性の死因も、糖尿病が第1位、心筋梗塞が第3位となっている。

なぜ、かつての長寿県・沖縄がこうした「不健康県」になってしまったのだろうか。

その理由のひとつとして考えられているのが、他県に比べて食事における高脂肪食の割合が高いことだ。

特に沖縄は、約55年間にわたり、食事における脂肪エネルギー比率が全国平均より5％

(図表4－1) 都道府県別 男性の平均寿命ランキング

1985年（昭和60年）	1995年（平成7年）	2000年（平成12年）	2005年（平成17年）	2010年（平成22年）
1位 沖縄	1位 長野	1位 長野	1位 長野	1位 長野
2位 長野	2位 福井	2位 福井	2位 滋賀	2位 滋賀
3位 福井	3位 熊本	3位 奈良	3位 神奈川	3位 福井
4位 香川	4位 沖縄	4位 熊本	4位 福井	4位 熊本
5位 東京	5位 静岡	5位 神奈川	5位 東京	5位 神奈川
		26位 沖縄	25位 沖縄	30位 沖縄

女性は1985～2005年まで1位

(図表4－2) 都道府県別 男性の肥満・メタボリック・シンドローム割合

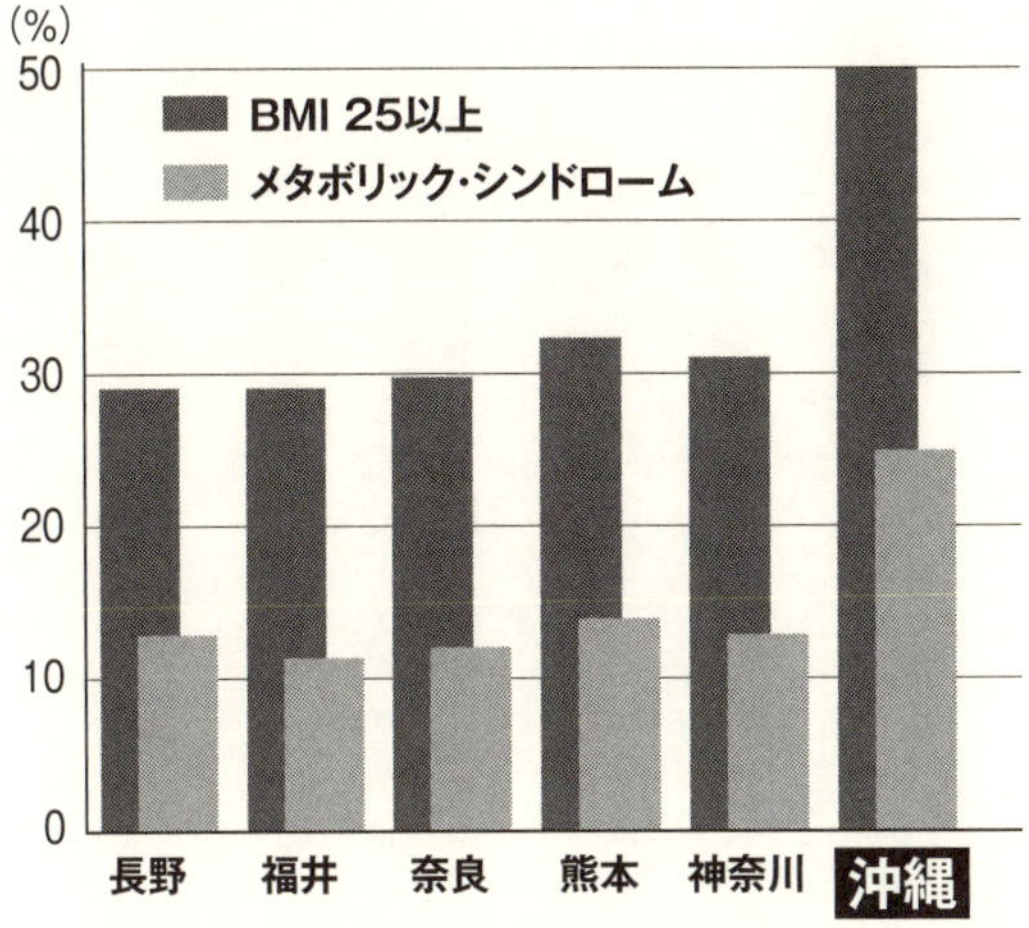

平成16年度生活習慣病予防健診受診男性

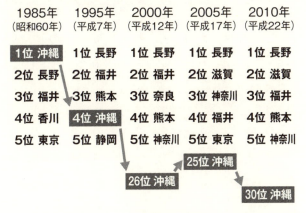

高い状態が続いていた。

そして、1960年代後半には、厚労省の上限値を超え、その後も脂肪エネルギーが高い状態の食生活を続けている。高脂肪食は、インスリン抵抗性を高めるばかりでなく、インスリン分泌の遅延や過剰分泌も引き起こすのである。

これは、沖縄の戦後の歴史が深く関わっている。沖縄県は、第二次世界大戦後の米軍占領下で、本土よりもひと足先にハンバーガーやスパムソーセージなどの米国の安価な肉食文化が入った。さらに以前からの豚肉料理などの肉食文化もあり、肉類の摂取量は全国第1位になってしまったのである。

しかし、悪いのは肉食ではない。魚介類、野菜類、果物類の摂取量は、全国最下位で、食のバランスが偏っているのが問題なのだ。

24時間営業しているファストフード店やファミリーレストラン、コンビニエンスストア、宅配ピザも加わり、手軽に食べられる高脂肪、高糖質、高カロリーの食事が日常茶飯事になってしまっている。

もうひとつの原因とされるのが、運動不足である。

(図表4－3) 沖縄県の死因別比率全国順位

	男性	女性
糖尿病	1位	1位
心筋梗塞	21位	3位
脳出血	3位	42位

平成17年年齢調整死亡率　厚生労働省

坂道が少なく、モノレールのほかは鉄道などの公共交通機関のない沖縄では、タクシー料金の安さも手伝って、子供でも日常的にタクシーを使って近所のコンビニに行くこともあるという。

こうした高脂質に偏った食事で運動をしないと、エネルギーとして使われなくなった脂肪が、皮下脂肪や内臓脂肪だけでなく、血管や肝臓、心臓の周囲にたまり、これが脂肪肝、糖尿病、心臓病に直結する。

また、たまった脂肪細胞から出てくる飽和脂肪酸は、心臓や全身の血管に悪影響を及ぼす。

便利で手軽な食生活が脳梗塞を増やす？

沖縄県に限らずファストフード店が多い地域では脳卒中リスクが高まるということが、2009年の国際脳卒中会議で明らかになった。

さらにファストフード店が1店増加するごとに、脳梗塞などの心血管リスクが1％上昇しているという研究報告もある。

ファストフード店の数が最も多い地域の居住者の脳梗塞リスクは、最も少ない地域の居住者に比べて13％も高かったとも。

この原因については不明で、ファストフードの消費自体が発症に関連しているのか、あるいは便利なファストフード店が近くにあるために、健康的な食事を選択する機会が減るからなのか。または、これらの地域には全く異なる事情があるのかといった複合的な視点からの検証も必要になる。

一方、ファストフードの摂取頻度が上がると、心臓の冠動脈疾患での死亡率が上がるという研究結果もある。

それによると、食べない場合を1とすると、月に1～3回では1・03、週に1回だと1・19、週に2～3回だと1・49、週に4回以上では1・79にのぼる。

早くから食生活の欧米化が進んだ沖縄が、長寿県から脱落した理由はこんなところにもあるのかもしれない。

ファストフードでの食事が健康面から見てよくないのは、劣化（酸化）コレステロールが多く含まれているからだ。

劣化コレステロールは、日本人の標準食である日本食の場合、1～2％しか含有されていない。ところが、肉、バター、油の加熱処理や2度揚げ、3度揚げで増加する上に、これらを長期保存（酸化）することで、劣化がさらに進む。

肉そのものは決して健康に悪くないのだが、それらをバターや油を使って高温で調理したり、ファストフード店によくある半調理したものを2度揚げ、3度揚げして出す調理法が劣化コレステロールを生み出すのだ。

そのほかにも、焼き鳥の皮の部分、インスタントラーメンの類、マーガリンなどの表面が溶けたように濃い黄色になった部分、マヨネーズの口の周りの半透明な部分、タラコやイクラなど魚卵を漬け込んで保存されているもの、レトルト食品のハンバーグやソーセージなど加工された肉食品、するめ、ビーフジャーキーなどUV照射で乾燥されたものに、酸化コレステロールが多く含まれている。

24時間営業のファストフード店で、高カロリー、かつ、2度揚げ、3度揚げした肉やフライドポテトにかぶりつき、糖質満点の清涼飲料水を流し込む。あるいは、近くのコンビニで即席ラーメンを買って、油で揚げた麺をゆで、焦げ目のついた焼き鳥の皮やレトルトのハンバーグを食べる。——そうした便利で手軽な食生活によって、日本人の劣化コレステロールが急激に増えており、より早くファストフード文化が浸透した沖縄で、本土より早く、肥満と生活習慣病が急増し、平均寿命が短くなり、定年前に早死にする率が高くなっていると考えられるのだ。

しかも、それをビッグファイブのほかの4県がすぐ後を追っているから恐ろしい。

アメリカ人を上回る日本人のコレステロール摂取量

すでに日本人のコレステロール摂取量は、想像以上に増加しており、いまや欧米人の摂取量を上回っている世代もある。

１日の平均コレステロール摂取量を日本人と米国人男女で各年齢別に調べた調査では、日米の60歳以上（日本は60～90歳）では、日本人男性がトップ、日本人女性と米国人男性が同程度で、アメリカ人女性が最も少なくなっている。

さらに日本の15～19歳と米国の12～19歳時点を比較すると、日本人男性のコレステロール摂取量がだんぜん高く、次いで日本人女性。日本人男性はアメリカ人男性の約１・５倍、日本人女性はアメリカ人女性の約２倍の摂取量となっている。

すなわち、日本人のコレステロール摂取量は、若い年代では、もはや男女ともアメリカ人より多くなっているのだ。

その結果、日本人男性の２人に１人、女性の５人に１人がメタボリック・シンドロームかその予備群に該当しており、40歳以上の人口に占めるその割合は、男性で56・2%、女性で19・2%に達する。しかも2005年の約1900万人から、2007年には2000万人以上に増えている。

アルツハイマー病とコレステロールの関係

アルツハイマー病になる頻度と脂肪の摂取量の多さは相関関係にあることが分かっている。

脂肪の中でも肉についている脂肪は、コレステロールや中性脂肪が多く含まれ、動脈硬化を招いて、血管障害を引き起こしやすくなる。コレステロールの高い人は、正常な人より2倍、アルツハイマー病になりやすいという報告もある。

一方でコレステロール降下剤として知られているスタチンという薬を飲んでいる人は、飲んでいない人に比べ、アルツハイマー病の発症頻度が低いという調査結果も出ている。

しかし、ある程度高齢になると、コレステロールが低いより高いほうが長寿であるとい

(図表4－4) 年齢別、1日平均コレステロール摂取量の日米比較

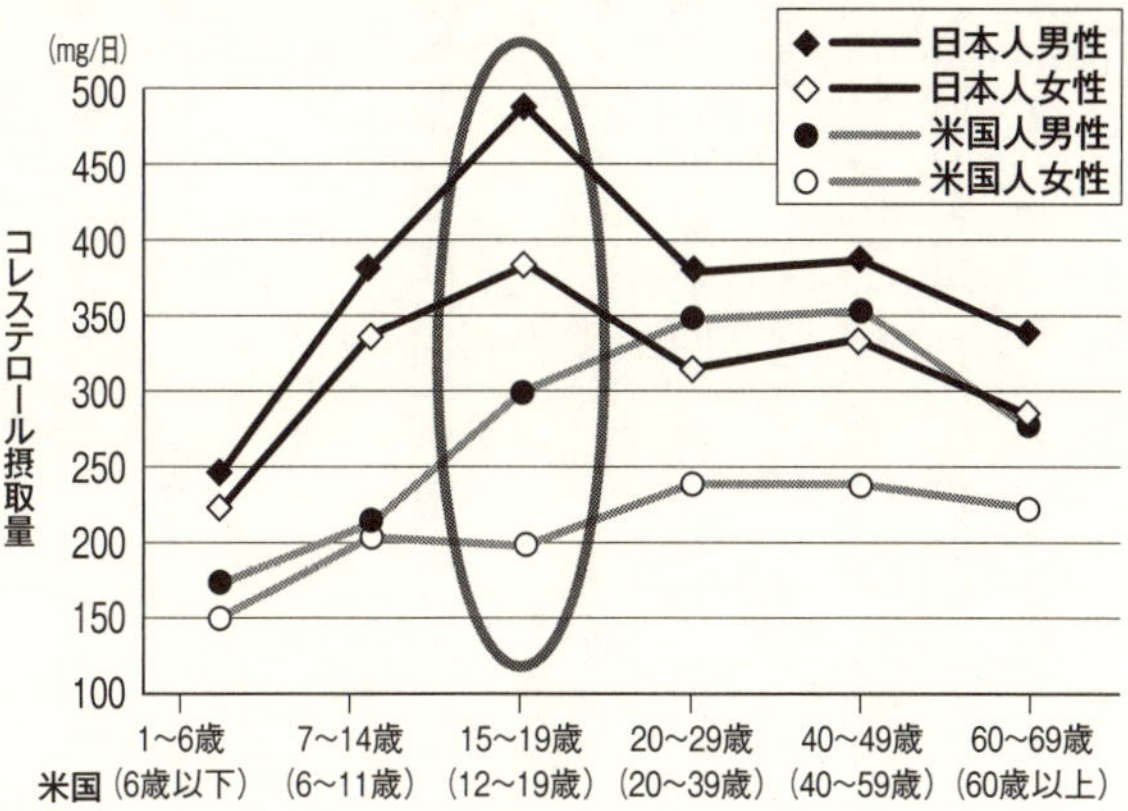

厚生労働省:平成15年国民健康・栄養調査報告
米国CDC:National Health and Nutrition Examination Survey, 1999-2000より作図

う調査研究もあるので、やみくもに下げるのもよくないようだ。

いずれにせよ、循環器疾患が心配な中年期には、コレステロール過多に気をつけたり、必要に応じてコレステロール降下剤を飲んで数値を適正にしておくことが必要だ。

肉好きな人でも、肉についている脂など、常温で固まっている部分（飽和脂肪酸）はできるだけ摂取しないほうがいい。

逆に魚は、摂る頻度を多くしたほうがアルツハイマー病のリスクが減る。フランスの研究でも、毎日魚を食べる人に対し、全く食べない人は、5・29倍もアルツハイマー病にかかりやすかったという調査研究がある。

魚には、オメガ3と呼ばれる不飽和脂肪酸・EPA（エイコサペンタエン酸）やDHA（ドコサヘキサエン酸）を多く含んでいる。これらの成分は血液をサラサラに保ち、脳梗塞や心筋梗塞を予防する働きがあり、抗酸化作用を持っているため、脳の老化を防ぐ働きがあるのだ。

食後高脂血症になる危ない食事パターンとは

糖尿病をはじめとする生活習慣病にかかったら、血糖値を降下させ、手足の壊疽《えそ》、失明といった糖尿病の合併症を防ぐだけでなく、より恐ろしい心筋梗塞や脳梗塞予防のために脂質異常症に対する注意が必要だ。

特に重要なのは、食後の中性脂肪（TG＝トリグリセライド）の増加で、脂質の多い食事を摂取した場合、中性脂肪は6時間後にピークを迎える。つまり、食後の血糖の増加よりやや遅れて血液中の中性脂肪が上昇してくることだ。

このとき、次の食事でさらに脂質の多い食事を摂ると、食後高脂血症と呼ばれる状態が長く続く。これは、肥満やメタボリック・シンドローム、糖尿病患者によく見られる病態で、インスリン抵抗性を高め、脂肪肝を促進し、血管内皮機能を低下させるのだ。

さらに高ＴＧ血症と呼ばれる状態になると、内臓肥満、血液凝固亢進《こうしん》、ＨＤＬ（善玉）コレステロールの減少などが起こり、冠動脈疾患や心筋梗塞、狭心症、突然死などの心血管系のトラブルが発生しやすくなる。

つまり、糖質制限によって血糖値の上昇を抑え込むと同時に、中性脂肪値を下げ、ＨＤＬコレステロール値を上げ、かつ、劣化コレステロールを必要以上に蓄積しないよう、「脂質管理」にも気を配ることが必要なのだ。

劣化コレステロールの摂取を抑える６つのポイント

では、劣化コレステロールの摂取をできるだけ抑えるには、どうしたらいいのか。

次の点を心がけるようにしたい。

①抗酸化物質であるクルクミンや緑黄色野菜を多く摂る
②肉の脂は控えめに
③大豆製品は1日1皿
④食物繊維はたっぷりと摂る
⑤できるだけ自宅に早く帰って、作り立ての食事を取るようにする
⑥電子レンジはほどほどに使用する

劣化コレステロールは、高い加熱によって生成される。特に電子レンジによる「チン」は、効率的に劣化物を生成する。

奥さんがせっかく手料理を作っても、ご主人の帰宅が遅ければ、多くの家庭ではレンジでチンして、再加熱する。その結果、ファストフードのように、2度揚げ、3度揚げの状態となって、せっかくの手料理も劣化コレステロールを大量に発生させてしまうことになるから注意が必要だ。

身体へのコレステロールの蓄積を防いでくれる食品

また、劣化コレステロールを摂取しても、次の食品を同時に摂ると、その蓄積を防ぐことができることがわかっている。

・トマト

トマトには脂肪の吸収を抑制し、肥満の改善効果がある。特に酸味成分であるクエン酸を野菜としては多く含むため、体内の脂肪合成を防ぐ作用がある。

しかも、大量に含まれているリコピンは身体の酸化を防ぐ作用、すなわち抗酸化作用を持ち、動脈硬化やガンを予防してくれる。

嬉しいことにこのリコピンは、加熱してもほとんど壊れない。そのため保存しやすいホールトマトの缶詰や乾燥させたドライトマトを使用してもそれほど効果は変わらない。

ちなみに、赤い色の濃い品種ほど抗酸化力が強いとされる。

・**緑茶**

お茶に含まれるカテキンは、ポリフェノールの一種で、摂取した脂肪を吸収せず排出させる「スルー効果」がある。

脂肪は、肝臓で作られる胆汁によって乳化、分解されて体内に吸収されるが、カテキンなどの抗酸化ポリフェノールはこの乳化を防ぐ働きを持ち、脂肪が分解されないまま体外に排出される。

カテキンには、こうした脂肪のスルー効果のほか、脂質の吸収を防いだり、血糖値の急上昇を抑える働きがある。

・**大豆**

次項で詳しく紹介するが、大豆に含まれるイソフラボンには、コレステロールの中でもＬＤＬ（悪玉）コレステロールを低下させる働きがある。

大豆タンパクがコレステロールの排泄をうながす

我々が食事から摂るコレステロールは、肝臓で産出される胆汁酸という消化液によって、十二指腸で吸収されやすい形に変化して小腸へと送られる。その後、小腸の壁から吸収され、体内で細胞の膜を形成したり、ホルモンの材料となる。

コレステロールはこうして役目を終えると、肝臓で代謝され、胆汁酸となって再び十二指腸の中に出てきて腸から便となって体外に排泄される。このとき、腸の中で残っていると再吸収されてしまい、ＬＤＬ（悪玉）コレステロールとなって血管などにため込まれてしまうのだ。

ところが大豆タンパクは、この胆汁酸を腸の中で捕まえて、便にして出してしまうため、腸からの胆汁酸の再吸収を抑える効果がある。

さらに大豆には、食物繊維が多く含まれているため、排泄をうながす効果もある。

また、大豆に含まれているイソフラボンは、肝臓の細胞にある悪玉コレステロールの受け皿（受容体）を作る遺伝子を活発化する働きがある。このため、血液中の悪玉コレステロールが肝臓に取り込まれやすくなり、胆汁酸となって腸から排泄するのを手伝ってくれる。

そのほか、大豆タンパクには、肥満を予防する働きもある。

体重を減らすには、体脂肪を燃やさなければならないが、その消費エネルギーが最も大きい組織が筋肉である。タンパク質を摂らないと筋肉が作られないために、脂肪を燃やす場所がなくなり、かえって脂肪をため込みやすい身体になってしまうのだ。

さらに、脂肪の代謝を促進する働きもあり、大豆食品からタンパク質を摂ることは、まさに「健康に大豆（大事）だ」と覚えておきたい。

脳と身体の酸化を防いでくれる食品・栄養素

劣化コレステロール摂取による脳と身体の老化を防ぐためにも、抗酸化作用のある食品は、日ごろから意識して摂りたい。

人間は、呼吸して酸素を取り入れる際、エネルギーを生産するために糖や脂肪を消費する。このとき、活性酸素を発生させ、細胞膜や遺伝子が傷つけられる。これが酸化ストレスと呼ばれるもので、老化の原因にもなるのだ。

発生した酸化ストレスに対し、人間はそれに対抗するためＳＯＤ（スーパー・オキサイド・ディスムターゼ）などの抗酸化酵素を体内で生成し、活性酸素を水と酸素に分解してこれを無毒化しようとする。それでも大量に酸化ストレスが発生し無毒化できない場合には、食事から摂ったビタミンＡ、Ｃ、Ｅ、ポリフェノールなどで対抗する。これらが抗酸化物質と呼ばれる。

また、活性酸素は、紫外線や大気汚染、喫煙、添加物などによっても発生する。これに対して人間の抗酸化酵素の能力は、加齢とともに低下していく一方だ。そのため無毒化できない活性酸素が次第に増えて、老化が進んでいく。

人間の加齢を止めることはできないが、抗酸化酵素の能力が落ちた分は、食事によって「抗酸化物質」を摂ることで、老化のスピードを抑えることができる。日ごろからたっぷり摂取しておくことが必要になる。

抗酸化物質とは次のようなものである。

①カラフルで色の濃いもの

色の濃い食べ物ほど、抗酸化物質がたっぷりと含まれていて、カラフルな果物などに特に多く含まれる。

ブルーベリー、ラズベリー、クランベリー、カシス、イチゴなど、深く濃い色をしているベリー類には、ポリフェノールやアントシアニンなどの抗酸化物質が多く含まれ、アルツハイマー病の原因となる脳細胞に対する酸化ストレスを抑えて脳を損傷から守り、炎症を防ぐだけでなく、脳細胞の新生をうながしてくれる働きがある。

特に抗酸化物質が多く含まれているのが、皮や種の部分なので、ホールフーズ（全体食）と呼ばれるように、リンゴやぶどうなどは、無農薬のものを選び、よく洗って、できれば皮とともに丸ごと食べるようにしたい。

②香りの強いもの

ニンニク、タマネギ、セロリ、レモンや各種の薬草やハーブには、優れた抗酸化物質が含まれている。

特に、ニンニク、タマネギなどの鼻をつく強烈な香りには、アリシンという成分が含まれ、副交感神経を呼び覚まして緊張を解き、血液をサラサラにして疲労を癒やす効果がある。

またレモンなど柑橘系にはリモネンというリラックス効果、セロリの香りセネリンには、イライラをやわらげる働きがあり、強い香りで嗅覚が刺激され、脳にダイレクトに刺激が伝わることで、脳を活性化することにもつながる。

③レスベラトロールという色素

色の中でも赤ワインや赤ブドウ、ピーナッツの薄皮などに含まれるレスベラトロールという色素には、長寿遺伝子であるサーチュインのスイッチをオンにしてくれる作用があることが分かっている。

長寿遺伝子のサーチュインは、必要な栄養を摂りながら、カロリーを制限するカロリス（カロリー・リストリクション。１３４ページで詳述）によってそのスイッチが入るが、ただ単に食べることだけでもそれと同じ働きをするのが、レスベラトロールなのだ。

肉食中心の生活をしていても、フランス人が心筋梗塞などを起こす割合が低いことから

「フレンチ・パラドックス」とも呼ばれる。その原因はレスベラトロールを多く含んだ赤ワインを毎日飲んだり、内臓肉などを煮込んで食べる習慣があるためとされている。

④抗糖化食品としてのザクロ

ザクロは、「女性の果実」ともいわれ、ポリフェノール、食物繊維、カリウム、ビタミンC、ビタミンK、葉酸など豊富な栄養素を含んでいる。最近の研究では、長寿遺伝子のサーチュインを活性化させ、抗老化作用があることや、AGEの産生を抑制する抗糖化作用、抗酸化作用などを強く持つことが分かってきており、スーパーフルーツともいわれるようになってきた。

肌における糖化は、コラーゲン線維とエラスチン線維を変形・劣化させ、肌内部のネットワークをゆるくすることで、ハリを失い、たるみやくすみを引き起こす。ザクロをしっかり摂って、若々しい肌を維持したいものだ。

⑤ナッツやゴマなどに含まれるビタミンE

抗酸化作用を持つ成分には、ビタミンEがある。アルツハイマー病の患者に大量のビタミンEを投与するとその発症頻度が下がったり、進行が改善したという報告もある。

ビタミンEは、ナッツ、ゴマなどに多く含まれており、日常的にこれらの食品を食べておくとよい。

ナッツ類でも特に良いのがクルミで、脳細胞の酸化を食い止めて神経細胞死を食い止めるほか、炎症の改善、新しい神経細胞の新生や情報伝達能力も高めてくれる働きがある。

さらにクルミは、βアミロイドの凝集を阻害し、すでに凝集してしまったβアミロイドの分解も促進させる働きがある。また、糖尿病患者にとってもクルミは、コレステロールや血糖値を下げ、血流も良くする働きがある。

クルミと同様にβアミロイドの蓄積を減らす役割があるのが、アーモンドである。特に薄皮のついた部分に、抗酸化物質の大半が含まれている。

糖質制限では、せんべいなどの糖質の多い菓子類を摂らない。代わりに、糖質の少ないクルミやアーモンド、ピーナッツなどのナッツ類やチーズを豊富に摂ることで、間食を摂りたくなる欲求を抑え、血糖値をむやみに上昇させるのを防ぐのである。

クルミとアーモンドは、脳だけでなく、心臓や循環器系にもよいことが分かっている。

⑥新鮮な野菜や果物などに含まれるビタミンC

新鮮な野菜や果物に多く含まれているビタミンCは、ビタミンEから活性酸素を受け取り、脳の外や細胞外に運び出してくれる働きがあるため、毎日積極的に摂取したい。

⑦青魚

アルツハイマー病の発症を防ぐために、積極的に摂りたいのが、オメガ3脂肪酸（81ページの図表3－1参照）を含む脂の多い青魚だ。

オメガ3の代表的なものに、DHAとEPAという脂肪酸があり、サケやマグロ、サバ、サンマ、イワシ、ニシンなどの青魚に多く含まれている。これらを週に2回食べることによってアルツハイマー病になる確率が41％下がったという報告もある。

オメガ3には、血栓ができることを防ぎ、炎症を抑え、神経細胞を大きくして、神経細胞間のつながりを良くする働きがある、また、βアミロイドの沈着を防ぎ、神経にからみつく神経原線維を除去する効果もある。

⑧緑黄色野菜

ニンジン、ピーマン、ホウレンソウ、コマツナ、カボチャなどのいわゆる緑黄色野菜は、強力な抗酸化作用を持つβカロテンを多く含んでいる。

アルツハイマー病になった患者には、こうした緑黄色野菜の摂取量が不足していたという研究もあり、やはり積極的に摂取したい。

⑨葉酸

葉野菜や枝豆、モロヘイヤなどに含まれる葉酸の欠乏もアルツハイマー病患者に共通する。葉酸は、レバーや魚介類に多く含まれるビタミンB_{12}と共同して働くため、これを同時に摂るといいだろう。

⑩オリーブオイル

オリーブオイルも、脳細胞を死滅させるフリーラジカルを防ぎ、神経細胞膜維持に役立つ。また、心臓を強くし、血圧を下げ、コレステロール値を下げ、血液をサラサラにしてくれる。また老化に伴う記憶力や認知機能の低下を防ぐ働きがある。

オリーブオイルの中でも、特に優れた働きがあるのがエキストラバージン・オリーブオイルだ。この中に含まれているオレオカンタールという成分が、βアミロイドが凝集する最初の段階で発生するオリゴマーという塊が神経細胞のシナプスに付着するのを防いでくれる。

⑪チョコレート・ココア

チョコレートの主成分であるカカオはフラバノールと呼ばれる抗酸化物質が非常に多く含まれており、心臓や脳を守る働きがあり、抗炎症作用や抗凝血作用にも優れている。

フラバノールは、老化とともに滞りがちな脳の血行を良くして、神経細胞の再生と新生を促す。

チョコレートとともにフラバノールが大量に含まれているのがココアだ。ココアも脳への血流量を増やし、脳に酸素や栄養を届きやすくして、脳を構造的損傷から守る働きがある。

フラバノールが多く含まれているのが、カカオが70～80％のダークチョコレートだ。ココアに含まれるフラバノールはさらにその２倍ある。

このフラバノールを最も効率良く摂る方法は、ココアミックスを無脂肪の牛乳で溶いて、血糖を上げにくくする羅漢果《らかんか》という果実から抽出した自然派由来の人工甘味料を加えて飲むことである。

逆に市販の甘いチョコレートには、砂糖や脂質、そしてカロリーが多く含まれているので注意したい。

ココアに加えるとさらによいのは、インスリンの効きをよくするシナモンだ。

ココアにシナモンを加えて飲むと、ブドウ糖を処理する能力が大幅に高まり、空腹時の血糖値が大幅に低下し、その後に食事を摂っても必要以上に上がりにくくなる。

間食には、甘いものではなく、カロリーと脂質が低いダークチョコレートを選び、ココアを飲むとよい。

⑫**コーヒー**

アルツハイマー病につながるさまざまな慢性疾患を防ぐには、若い頃からコーヒーを多く飲むとよい。

コーヒーは、抗酸化物質が豊富に含まれている優良食品であり、炎症を抑えて、コレステロールが脳に与える影響を食い止めたり、脳卒中、うつ、糖尿病のリスクの改善など、さまざまな働きを持っている。

そして、神経細胞が死滅するのを防ぎ、糖尿病や高血圧、脳卒中を予防し、認知症になるのを防いでくれる。

コーヒーの持つこうした抗酸化作用に加え、大量に含まれているカフェインが脳に損傷を与える物質を取り除き、βアミロイド・タンパクの脳への蓄積を少なくし、老人斑の除去や、記憶機能と認知機能の改善に役立つ。

アルツハイマー病の予防には、1日4、5杯のコーヒーを飲む必要があるといわれている。

コーヒーを飲んで眠れなくなる人は、1日のうちでもなるべく早い時間にコーヒーを飲んで、夜の睡眠時間に影響が出ないような工夫をしておくことをお勧めする。

⑬緑茶

コーヒーとともに抗酸化作用があるのが天然の緑茶だ。緑茶に含まれるカテキンなどのポリフェノールには、抗酸化作用があり、アルツハイマー病の神経原線維変化を抑制する働きが報告されている。

また、脳細胞を殺すβアミロイドの毒性を防ぎ、脳に悪影響を及ぼす鉄を排出してくれる。カテキンなどの成分は、多くの物質をシャットアウトする血液脳関門を通過することができるのも特徴だ。

紅茶も同様の働きがあるが、抗酸化力ではコーヒーや緑茶に劣る。

紅茶を飲むなら最低5分間くらいは蒸らして、抗酸化成分を存分に抽出し、抗酸化作用を抑えてしまう「動物由来の脂肪」が含まれるミルクは入れずに飲むといいだろう。

⑭カレー

アルツハイマー病にかかる確率が世界一低い国のひとつがインドである。

その理由とされているのが、インド人が日常的に食べるスパイシーなカレーだ。特に黄色い色を出すターメリック（ウコン）には、記憶力の低下を遅らせる作用があり、強力な消炎作用と抗酸化作用がある。

またターメリックにはβアミロイドの蓄積を減らして老人斑の形成を防いだり、その分解を促す作用もある。さらにビタミンDとともに摂ることにより免疫機能を高め、βアミロイドの除去に役立つ。

そのほか、ガン予防効果と肥満予防効果、インスリン抵抗性を減少させ、高血圧、高コレステロールの改善効果もある。

また、同じくカレーに含まれるガラムマサラも、シナモンが含まれており、アルツハイマー病の予防にもよいので、積極的に摂りたいところだ。

ただし、日本で市販されている通常のカレー粉では、ターメリックやガラムマサラの量が少ないので、これらをスパイスとして加えて、さらに健康に良い薬膳カレーとして食べるのがよい。

それも毎日、少量を長期間に食べるほうが効果が高い。カレーライスとしてだけではなく、野菜や魚の煮込み、炒めものなどにスパイスとして活用するといいだろう。

ウコンの主成分・クルクミンの薬効

すでに述べたように、現在、アルツハイマー病の治療薬として最も期待されているのが、ウコンの主成分・クルクミンだ。

若いうちは、脳を外敵から守るミクログリアという免疫系の貪食《どんしょく》細胞が、脳にたまった微生物や細胞、細胞の死骸、ゴミなどの残物をきれいに食べて処理してくれている。

ところが、アルツハイマー病になるとこのミクログリアがβアミロイド・タンパクをよく食べることができずに、脳にゴミがたまった状態になる。そして、ミクログリアが新たに脳に入っていかなくなって、脳にすでに存在するミクログリアしかβアミロイド・タンパクを食べないようになり、炎症を起こして神経線維を傷つけてしまうと考えられている。クルクミンを投与することにより、その炎症は改善する。しかも、βアミロイドの凝集を抑制し、除去する効果もある。

だが、一時的にβアミロイドを除去できても、継続して貪食細胞を脳に送り込み続けられないと、長い期間で見ればまた貪食細胞の力が弱まり、βアミロイドはまた限りなく蓄積されていくことになる。

つまり、アルツハイマー病の根本的治療は、糖尿病や生活習慣病の改善というアプローチに加えて、自らの身体と心をより若く保ち続けるという、アンチエイジング面からのアプローチも必要だということである。

塩分の摂りすぎもアルツハイマーの遠因になる

アルツハイマー病を予防するために控えるべき食材のひとつに「塩分」が挙げられる。

塩分を摂り過ぎると高血圧になり、高血圧から血管障害を起こし、脳血管性認知症やアルツハイマー病の一因になるからだ。

「減塩」を実践するのに意外に効果的なのが、食卓の調味料を減らすことである。食卓にある食塩、しょう油、ソースなど、習慣的につい使ってしまうものを片づけてしまうのだ。

食卓に食塩が置いてあれば、便利である半面、すぐにかけたくなるし、しょう油瓶やソースもあれば使いたくなる。

これらを一度片づけ、必要に応じて取り出してかけるなどの工夫をするだけでも、かなりの減塩効果が出る。

さらに、佃煮《つくだに》や漬け物、ふりかけなど、白いごはんを進ませる食品を控えることでも、減塩効果を期待できる。

例えば、たくあんを3切れ、梅干を1個減らすだけでも、それぞれ2gの減塩になり、ラーメンやうどんのスープを全部残すと4～5gの減塩になる。

日本食はヘルシーといわれるが、白いごはんやごはん類を主食とするため、主食を食べるための副素材として、塩分の多い副菜や常備品をついつい必要以上に摂りやすくなる。

糖質制限の実践者も、ごはんを進ませる塩辛い副菜などを摂らないことで、糖質と塩分を同時に抑えることにつながる。

しかし、ただ塩分を減らすだけでは長続きしなくなる。代わりにたっぷりの出汁を利かせて、その旨味やハーブの香味、酢のフル活用によって「塩分を少なくしても美味しい料理」に仕上げるのがコツである。

また野菜に含まれるカリウムは塩分の排出を助けるため、減塩効果のある食材として野菜はたっぷり摂りたい。

カロリーは控えめに、タンパク質は多めに

アルツハイマー病とカロリー摂取量には、相関関係があり、カロリー摂取量の多い欧米諸国ではアルツハイマー病が多く、カロリー摂取量の少ないアジア・アフリカなどでは、アルツハイマー病にかかる率も少なくなっている。

いくら健康に良い食品でも、食べ過ぎてはカロリー過多になるし、塩分の摂り過ぎにな

る。食べる量も腹八分目、七分目に抑えると、カロリー・リストリクション（カロリス）が実現できる。

カロリスとは、食事で摂る栄養素は減らさずに、カロリーだけを70～80％ぐらいに制限する食事方法で、これを実行すると、老化に関わる全ての遺伝子をコントロールする長寿遺伝子・サーチュインのスイッチがオンになる。そして、糖尿病、高血圧、動脈硬化や心筋梗塞などのメタボリック・シンドロームの流れを止め、老化のスピードを遅くすることができる。

カロリスを実践するには、糖質と脂質を控えめにし、その分、良質なタンパク質と野菜類をしっかりと摂り、しかも、食べる量を腹八分目か、できれば七分目に抑えるといい。

カロリスを実践すると、認知症やアルツハイマー病の予防に効果的なことが実証されており、最近の研究では記憶力も向上することが分かってきた。

カロリスとダイエットは、実は似て非なるものだ。カロリスは、おいしいものや味覚を大切にしながら、セーブするポイントとして糖質と脂質を控えめにし、タンパク質と野菜をしっかりと摂る。その結果、痩せるのが目的ではないが、健康になりながら、内臓脂肪を中心に落ちていき、体重も減っていく。

人間の身体には、糖質、脂質、タンパク質、ビタミン、ミネラルといった五大栄養素が不可欠であり、脳にもこれらの栄養素が必要だ。

しかし、日本人の多くは、糖質や悪い脂質を摂り過ぎてしまっている半面、肉は太るという誤解から極端なタンパク質不足にも陥ってしまっている。

健康志向で肉や魚の代わりに、野菜中心の食生活を送る人は少なくないが、それがタンパク質不足を招いてしまっているのだ。

だが、人間にとってタンパク質は何よりも摂取を心がけなければならない栄養素である。

タンパク質は、20種類存在するアミノ酸が鎖状に多数つながってできた高分子化合物で、炭水化物、脂質とともに3大栄養素と呼ばれる。私たちの身体は、約60%が水分、そして約20%がタンパク質でできていて、筋肉、皮膚、髪の毛や爪、臓器など、我々の身体を構成する主成分である。

また、神経伝達物質の元にもなる。タンパク質を摂取すると、体内でアミノ酸に分解され、血液を通じて全身へと運ばれ、脳内にもL－グルタミン、L－フェニルアラニン、L－トリプトファンという形で届いて、セロトニン、ドーパミン、ノルアドレナリン、GABA《ギャバ》などの神経伝達物質になるのだ。

このうち、セロトニンは不足するとうつの原因になるし、ドーパミンが不足するとやる気が出なくなって代謝も落ちる。

またストレスをやわらげてリラックスさせてくれるGABAは、血圧上昇やコレステロール、中性脂肪の増加を抑える働きがある。

このように、美味しくて、しかも健康になる真の意味でのバランスの取れた食事内容や食べ方を工夫することで、アンチエイジングが可能になり、アルツハイマー病へと進行する老化のスピードも遅らせることができるのだ。

健康度が高まることで幸福度も高まる

高タンパク、低糖質、低カロリー、そして腹八分目（七分目）というアンチエイジング食の4大必須ポイントを順守した食事を続けていれば、最も落ちやすい内臓脂肪からすぐ落ち、その後にポッコリお腹がへコんで減量でき、より健康になる。痩せることを実現できると、誰もが自信を取り戻せる。

日本抗加齢医学会理事長の坪田一男慶応義塾大学医学部教授も、『ごきげんな人は10年長生きできる――ポジティブ心理学入門』（文春新書）の中でこう書いている。

「『自分は太っている』、『不健康だ』というマイナスのセルフイメージからも解放され、自信が回復し、セルフイメージも上がる。身体からムダな脂肪が落ち、より健康になることによる幸福度の上昇率は、収入が増えたり、人との絆を増やすことによる幸福度の上昇率と比べても、決してひけをとらないほど大きい。また、カロリスを続けている限り『高い健康レベル』を維持できるので、幸福度もその分だけ長続きする」

まさにその通りだ。アンチエイジングな食事を摂りながら健康になることは、本人が思っているより、ずっと幸せな人生をもたらすのである。

第5章

この「生活のひと工夫」がボケない脳をつくる

40代、50代の生き方が、70代、80代の脳を決める

繰り返し述べてきたように、アルツハイマー病が起こる原因については、生活習慣病である糖尿病や、心臓病の主原因とされるＬＤＬ（悪玉）コレステロール値の上昇、高血圧、そして運動不足などに起因しているという最新研究結果が、各方面から出てくるようになった。

つまり、健康を害するような悪しき生活習慣を長い期間継続していると、やがては、身体の健康のみならず、知性や人格、家族との関係など、多くの大切なものを失うことになるのである。

アルツハイマー病は、20年、30年といった長い期間をかけて進行していき、脳の神経細胞を少しずつ、痩せ衰えさせ、脳機能を低下させていく。

その中でも最も衰えやすいのが、認知機能を司る海馬や前頭葉といった部分であり、ここから記憶障害が始まる。

現代医学が挑戦しているのは、前述したように、早期に脳の画像検査を行うことで、脳細胞の崩壊の跡があちこちに発見される前駆症状から、ＭＣＩ（軽度認知障害）を発症するまでの期間に、早期に治療を開始して、本格的なアルツハイマー病へ移行するのをできる限り遅らせることである。

そして、理想的には死ぬまで、若々しい脳のままでいたい。それがむずかしかったとしても、せめて前駆症状のままで引き伸ばしたいところだ。

現在、処方されているアルツハイマー病薬は、できるだけアルツハイマー病の進行を遅らせることが目的である。

つまり、「アルツハイマー病を治す」のではなく、「アルツハイマー病を悪化させない」ための薬なのだ。

しかし、40、50代の方々は、アルツハイマー病など先の話だと思い、自分はまだまだそんな年ではないと考えるかもしれない。

だが、残念ながら現実はそうではない。

最新の研究結果では、むしろ40、50代にどのような生活習慣を送るかによって、70代、

80代になったときの健康状態が決まることが分かってきたのだ。

「脳の強化」を意識した生活習慣を

ハッキリ言おう。

アルツハイマー病は、65歳以降になってから急激に始まる病気ではない。実は、そのスタートは、40代、50代の生活習慣にあるのだ。

そして、人によって異なるが、20年以上の前駆症状期間を経て、早ければ65歳頃からMCIへと移行し、やがて水面上へ姿を現すのである。

おもに40代、50代からの生活習慣によって、最初のスタートが始まるこの不治の病にかからぬようにするには、まだ若い頃からの生活習慣を「脳の強化」を意識したものに少しでも変えていくことが肝要だ。

第一に、糖質制限をはじめとした食事の工夫。

それに加えて、食事以外の日常生活の工夫も重要だ。頭を使い、体を動かして、人と付き合うこと。同時に脳を萎縮させる、アルコールの飲み過ぎ、過度のストレス、睡眠不足、肥満などの「脳の健康に悪い生活習慣」をできる限り、避けるようにする。

そして、ウォーキングやエクササイズなど自分が楽しめる身体活動を行い、家族のみならず多くの友人たちと触れあって刺激を受け、活発な精神的活動を行うことだ。

なぜなら、何歳になろうとも、脳は使うことで、新たな脳細胞やシナプス、血管を誕生させ、その存続もうながす。

すなわち頭を使うことで、脳の機能を高め、脳の構造そのものをよく働く構造に変えていくことになるのだ。

「新しいこと」を始めよう

頭を働かせるのに最も良いのは、新しいことを始めることだ。

外国語を習う。新しい本を読む。コンピュータの画像処理を覚える。ピアノ、絵画、ダンス、何でもいいし、旅に出て見知らぬ街を歩いたり、美術館で新たな芸術作品に出合うのもいい。脳は元来、新しい体験や考えに敏感に反応するようにできており、その結果、神経細胞の樹状突起《じゅじょうとっき》が刺激され、脳の成長をうながす。

脳の健康を保つことを考えたら、例えば、偉くなって、自分は椅子に座ったままで人に指示を出すだけのような仕事より、常に自ら動いて、脳を刺激するような仕事をするほうがよい。そして、現在の仕事に満足せず、仕事の技能を向上させる機会を見つけて、絶えずそれに挑戦し続けることが大切だ。

アルツハイマー病に象徴される脳の老化の恐ろしさを知ったら、それを進行させるような生活習慣病や糖尿病などから一刻も早く脱出し、少しでも脳を老化から守り、活性化させるべく、生活習慣そのものを「脳の健康」を意識してガラリと変えるべきなのだ。

それによって、間違いなく、身体そのものも健康になる。全ての生活習慣病を治すポイントは脳であり、その老化から自分自身を守ることなのだ。

さあ「脳の健康に役立つ生活習慣」を今日からすぐ始めてみよう。

肥満から抜け出すために

　では、将来、アルツハイマー病にならないための、避けるべき生活習慣のポイントをまとめておこう。

　糖尿病とアルツハイマー病の原因は、驚くまで似通っている。

　糖尿病による高血糖状態が長く続くと、血糖のコントロールが機能しなくなり、脳の記憶機能が少しずつ失われる。

　もし糖尿病になってしまったら、仕方がない。大事なのは、すぐに生活習慣を見直して、症状を少しでも改善させることである。具体的に糖尿病患者がすぐ取り組むべきなのが、血糖値のコントロールと糖質過剰食からの脱出である。それには、糖質制限をし、血糖値を正常な数値までコントロールして、肥満から脱することだ。肥満から脱出できれば、これが元で起こるインスリン抵抗性を減らすことができる。

　糖質制限により血糖値が下がれば、アルツハイマー病のリスクも減少していく。

正常な血糖値になり、肥満からも脱出することにより、βアミロイドの蓄積量は、25％も減少することが分かっている。

糖質制限に加えて、日常的な運動を続けることも、糖尿病から脱出するほか、糖尿病になりにくい身体を作ることにつながる。

また、糖質制限は、どうしても食事のメニューが単調になりがちだ。そこで組み合わせたいのが、魚介類をオリーブオイルなどを使って調理する地中海食だ。地中海食は、南イタリアの伝統的な田舎料理をベースにしており、トマトやズッキーニなどの野菜をたくさん食べたり、全粒粉のパスタなどを魚介類とともに調理するといい。

えっ！ 歯周病が糖尿病を引き起こす⁉

最近、糖尿病の隠れた原因のひとつとされるものに、歯周病がある。

歯周病になると、慢性の炎症状態になり、腫瘍壊死因子α（TNF－α：Tumor Necrosis Factor-α）というサイトカイン（生理活性タンパク質）の分泌が促進される。

ＴＮＦ－αは、インスリン抵抗性を高めるため、血糖値は上昇し、糖尿病のコントロールをますます困難にするとともに、歯周炎も悪化するという悪循環に陥る。

さらに、歯周病の原因となっている感染症は、脳でも炎症を促進し、脳細胞に悪影響を与えてしまうのだ。

したがって、糖尿病にならないようにするには、歯磨きなどを励行して、口腔《こうくう》ケアを心がけることも大切だ。

虫歯や歯周病の原因となるのは、プラーク（歯垢）である。この歯垢は細菌の塊であり、その餌となるのが実は糖質なのだ。つまり、食事で糖質を摂ることにより、歯に糖質が残って細菌のエサとなる。したがって、糖質制限を行うと、虫歯や歯周病の予防にもなり、歯周病菌が脳に入るのを防ぐことができるのである。

インスリン抵抗性を減少させる生活習慣

インスリン抵抗性とは、細胞がインスリンの働きかけに応えなくなったり、抵抗を示して、なかなか効きにくかったりする状況をさす。

すなわち、細胞が糖の受け入れを拒否した結果、血中の糖が細胞間に溢れ出る。するると糖が増えたと錯覚した膵臓が、さらにインスリンを追加分泌し、血液中にいっぱいになる。その結果、糖尿病のみならず、脳の炎症や微小血管疾患、老人斑、神経原線維変化が起こりやすくなり、脳卒中、記憶障害、アルツハイマー病を引き起こしやすくなる。

ところが、このインスリン抵抗性も、糖質制限とオメガ3などの不飽和脂肪酸を豊富に摂取する食事を続ければ、1ヵ月も経たないうちに正常化してしまうこともあるのだ。

糖質は、糖の血中量を一気に上げ、インスリンを追加分泌させる。この異常な状態を長く保つのが飽和脂肪である。

したがって、糖質制限と不飽和脂肪食、このコンビを最低4週間続ければ、インスリン抵抗性は確実に減少する。

加えて、運動、特に有酸素運動を行うことは、インスリン抵抗性の改善に役立つ。

1回90分の有酸素運動により24時間インスリン機能は向上するといわれており、ウォーキングやジョギング、ヨガなどの有酸素運動は、少なくとも週3日、できることなら毎日続けたい。

高血圧からも早めに脱出しておくために

糖尿病になった人も、その予備群とされる人も、まず糖質制限プラス日常運動で、血糖値を下げ、肥満から短期間で脱出したい。

その結果、インスリン抵抗性が減少し、糖尿病からアルツハイマー病へ移行するリスクも軽減できることになる。

だが、それだけでは油断は禁物だ。若いときに高血糖状態を続けたような人は、「高血糖の呪い（記憶）」と呼ばれるＡＧＥの蓄積が、血糖値を下げた後も、合併症を引き起こす危険性をはらんでいる。そのためには、血糖値を下げるだけで安心していてはいけない。糖質制限で血糖値を下げると同時に、ＡＧＥを蓄積しないような生活習慣にも切り替えないといけない。

その際、血糖値のコントロールと並んで重要なのが、中高年期の血圧である。

高血圧を放置しておくと、アルツハイマー病のリスクは2倍に、脳血管性認知症の危険性は、6倍にもなる。

高血圧とされるのは、現在の診断基準で収縮期（いわゆる上の血圧）が140㎜Hg以上、拡張期（いわゆる下の血圧）が90㎜Hg以上である。できれば、正常値といわれる収縮期120㎜Hg以下、拡張期以下に保つことが望ましい。

それには、塩分を控えることと、運動すること、そして、タバコをやめることである。さらには、果物と野菜をたくさん食べ、特にビタミンDをタップリと摂るといった生活習慣も実践するとよい。

それでもどうにもならない場合は、医師と相談して適切な降圧剤を処方してもらう必要もあるだろう。最近では、ARB（アンジオテンシンⅡ受容体拮抗薬）と呼ばれる認知症の予防効果にも優れた降圧剤も発売されている。

高血圧が続くと、脳の血管に病変が起こり、小さな微小出血や血栓などが発生し、脳が傷ついたことを示す白い斑《まだら》状が、脳のMRI（磁気共鳴画像法）に映ることがある。

また、脳内の微小血管に病変や血栓が生じることによって、酸素と糖が脳細胞に供給されなくなり、脳細胞が減少し、やがて消滅する。そのとき、記憶もともに消えてしまうことがあるが、これが脳血管性認知症と呼ばれるもので、高血圧状態が続いていると脳内で知らぬ間に進行するといわれている。

ビタミンB_{12}の欠乏に注意

また、高血圧は脳卒中の確率も高くする。

脳卒中を起こすとアルツハイマー病のリスクが高くなる。これは、脳卒中がきっかけとなって、βアミロイドの生成を刺激する特定のタンパク質を分泌したり、脳卒中によって脳に炎症が起き、その結果、アルツハイマー病を引き起こすからだ。

いずれにせよ、高血糖からの脱出に加えて、高血圧から早めに脱出しておくことが大切である。

糖尿病、高血圧、高コレステロール、動脈硬化、炎症といったアルツハイマー病のリスク要因は、脳の血流を減少させ、途絶えさせるため、脳血管性認知症の原因にもなる。

アルツハイマー病に次いで、認知症で多いのが、脳血管性認知症だ。両者は以前、全く別の病変と考えられていたが、現在では深く関連し、アルツハイマー病の患者の約5割に脳血管の損傷が見られ、同時に双方を患うことも少なくない。

こちらも血圧を正常に保つことが重要で、高コレステロールや炎症もその原因となるため、服薬などでその状態から脱しておくこと。そして、しじみやあさり、はまぐりなどの貝類やレバーなどに多く含まれるビタミンB_{12}の欠乏などに気を配ることが大切だ。ビタミンB_{12}は、野菜や果物にはほとんど含まれていないので、魚介や肉類などから摂取する必要がある。

脳とともに心臓の健康を保ち続ける

脳にβアミロイドがたまりだすのは、血液脳関門と呼ばれる部分の機能の弱体化によっても起こる。血液脳関門の弱体化の原因のひとつと考えられているのが、過剰な脂肪によって動脈が詰まってしまうことである。

血流が妨げられたり、動脈が炎症を起こしたりして、血栓が発生すると、血管が詰まり、心臓の筋肉が壊死する心筋梗塞にもつながる。

これを防ぐためには、循環器系の定期健診や精密検査を受け、ＬＤＬとＨＤＬコレステロールの比率（ＬＨ比＝動脈硬化指数）や、炎症マーカーなどの数値を定期的にチェックしておくことが必要となる。

また、座りっぱなしの生活を改め、日常的な運動を継続することも大切である。さらに、定期健診で心臓の病気があれば早く発見して、必要な薬を処方してもらうことである。こうして不整脈の一種である心房細動や大動脈疾患を防ぎ、脳卒中にならないように予防を心がけたい。

ストレス回避と睡眠で、脳の健康を維持する

脳は、仕事でのイライラなど、日常的なストレス反応にさらされると、コルチゾルに代表されるホルモンが分泌される。長い間、この状態が続くと脳がコルチゾル漬けされた状

態になってしまう。

その結果、脳細胞が破壊され、新生細胞の誕生が妨げられて、脳が萎縮する。

さらに、脳はショッキングな出来事に見舞われると大きな心理的ストレスを受け、そこから記憶障害を起こして認知症へと進行していくこともある。

こうしたストレスが原因となる記憶障害の進行は、抗うつ剤やリラクゼーション法、カウンセリングなどをできる限り早期に行うことで止めることができる。

脳を守るためにさらに効果的なのは、十分に睡眠を取ることだ。

平均睡眠時間が5時間以下になると、内臓脂肪がつきやすくなり、肥満やインスリン抵抗性の原因になって、糖尿病の原因となる。すなわち脳のためには、1日6~8時間程度の睡眠を取ることが必要だ。アルツハイマー病をもたらすβアミロイドの量は、睡眠中に減り、覚醒時に増えることも明らかになっている。

βアミロイドが激増するような不眠状態を長期間続けることにより、アルツハイマー病にかかりやすくなるわけだ。

視力低下もアルツハイマー病の危険信号

年齢を重ねても視力をよく保っている人は、認知症の発症率が63％も少なくなる。

反対に、視力に障害があると、読書、運動といった精神活動や歩くなどの身体活動、社会参加が困難になる。その結果、認知機能の低下を招いたり、アルツハイマー病予防のための生活習慣がとりにくくなってくる。

さらに、アルツハイマー病には、視覚型アルツハイマー病と呼ばれる症状があり、もの忘れの症状に先立って、目が見えにくくなるだけでなく、文字の認知機能が失われていく。つまり、何か文字が書いてあるのはおぼろげに分かっても、その内容が理解できなくなるのだ。

アルツハイマー病の危険信号は、最初、目に表れることが多いわけで、もし目が見えにくくなったら早めに眼科医の検診を受け、視力障害を治療しておいてもらうほうがよい。

このように、アルツハイマー病の脳の変化は、もの忘れだけに限らず、目が見えにくくなったり、文字は読めてもその意味が理解できないといったさまざまな障害をもたらすのである。さらに、そうした記憶障害が起こる1～2年前から、空間の奥行きの認知能力も低下してくる。

そのまま進行すると、思考がふっと途切れてしまって、話の筋が通らなくなったり、同じ質問を何度も繰り返す、言葉がなかなか出てこないなどの「精神的変化」も起きてくる。あるいは、昼間眠くて仕方なかったり、ボンヤリと空間を見つめるようになる。

そのほか、果物の香りや煙などの臭いが嗅ぎ分けられない――といった症状が起こりだす。こうなってくるとアルツハイマー病がさらに進行している可能性がある。

「自覚症状」を重視しよう

アルツハイマー病を起こす5～7年程前から表れるのが、軽度認知障害（MCI）だが、実はその15年ほど前から、以前に比べ、ものを忘れやすくなったり、人の名前を忘れやすくなるといった「主観的認知障害」（SCI）という症状が起こる。

なんと初期のＳＣＩは、アルツハイマー病の発症する20年ほど前から表れるのだ。

実はこうした異常に最も早く気づくのが自分自身である。

すなわち、以前に比べてもの忘れが気になるようになったら、自分でそれがＳＣＩではないかまずは疑ってみることだ。

記憶力の低下など同じような症状は、うつや不安症、ビタミンB_{12}欠乏症、甲状腺機能障害によっても起こる。

それを自覚した時点で、自分で勝手に判断せずに、別の原因をまずは調べ、神経内科へ通って認知症の初期症状でないかどうかを見てもらうことだ。

ＳＣＩの段階で自覚せずに放置して、もの忘れ症状がＭＣＩの段階まで進んでしまうと、本人も異常を認められずに、そのままさらに進行していく。

したがって、できるだけ早い段階で、自覚症状のあるうちに、自分でおかしいと感じたら治療の手を打つことが大切である。

まだアルツハイマー病の初期症状ときわめてよく似た症状を表すものとして、セリアック病がある。

これは穀物のグルテン（穀物に含まれるタンパク質）に免疫反応を起こして、記憶障害を起こすものだ。これを治療するには、小麦、ライ麦、大麦、オート麦などを食べない「グルテンフリー」の食事療法を行うと認知機能が改善する場合がある。

料理や家事、整理整頓…で認知症になりにくい脳に

いまどきは男も台所に立つ人が増えたが、料理を積極的に行うこと自体が、アルツハイマー病予防に役立つ。

例えば、スーパーマーケットなどに買い物に行き、健康を意識したメニューを決め、食材を選んで買って、手際よく料理し、かつ健康にも留意して美味しそうに盛りつけする。これだけでもかなり頭を使い、手を動かし、身体も動かす。

この結果、脳が広い範囲で活性化することが東北大学の研究などからも明らかになっている。

健康を意識して食事を重視し、料理を作ることは、糖尿病とアルツハイマー病の予防に

なるだけではなく、アンチエイジング、すなわち若返り効果も期待できるのである。

アルツハイマー病予防として運動の必要性を説いてきたが、運動といってもスポーツジムなどでマシン相手に汗を流したり、テニスで走り回る必要はない。料理をはじめ、掃除や洗濯などの家事、犬の散歩、何でもいいからこまめに身体を動かし、積極的に部屋を整理し、片づけることで十分である。

アルツハイマー病は、加齢とともに脳にたまったゴミの掃除が行き届かなくなって起こる。したがって、実際に自宅でも毎日の掃除をこまめに行うことで、家の中のみならず、脳の中の掃除にもつながるのだ。

要するに、何事にも興味を持って、自分で動き、前向きかつ積極的なライフスタイルを実践することである。

「いろいろやる」ことの重要性

ひとつのことだけでなく、あれもこれもといろいろやったほうがアルツハイマー病予防には効果的である。

例えば、家事、庭仕事、園芸といった自宅でできることから、外に出て行うウォーキング、ジョギング、ハイキング、ダンス、エアロビクス、ゴルフ、水泳、体操、あるいは自転車、オートバイ——などの中で、4つ以上やった人のほうが、何もやらなかったり、ひとつだけ行った人より、認知症になりにくかったという研究結果が出ている。

なぜかというと、ひとつのことばかりをやり続けていると、脳がマンネリ化するが、いくつかのことを並行して行うことで、常に脳が刺激を受け、脳内のネットワークを増やしていくからだ。その結果、脳神経を活性化させて、アルツハイマー病の予防になるのだ。

以前、20歳を過ぎると、生まれたときに100億個ぐらいあった脳の神経細胞は、毎日10万個ずつ減っていくといわれていたが、今日では、その説は完全に誤りで、特に記憶に関係の深い海馬の歯状回《しじょうかい》にある神経細胞や大脳の側脳室直下でも新生細胞の存在が確認されている。つまり、年を取っても、記憶力に関しては若い頃より増加させることも可能なのだ。

米・シカゴ大学の研究では、飼育器の中に遊び道具やトンネルなどを入れた豊かな環境で育てたマウスが、通常の環境で育てたマウスより、老人斑が半分程度しかできておらず、さらにその豊かな中でよく運動したマウスが最も老人斑が少なかったことが分かっている。何事にも興味を持ち、よく運動して、趣味を楽しむ。そうした積極的なライフスタイルがアルツハイマー病の予防になる。

逆に、趣味もなく、仕事一筋で生きてきて、定年退職後、何もせずに自宅でゴロゴロしているような人は、アルツハイマー病になりやすい。

趣味を持つことは、脳を活性化するだけでなく、ストレスからも解放されるので、新たなネットワークが形成され、かつ維持されやすいのだ。

頭を使う囲碁や将棋もよいが、できれば頭を使うだけでなく、身体も使うほうがよい。日常的な運動や頭と身体を使う趣味は、ストレスを発散する。人間は、強いストレスを受けると、グルココルチコイドと呼ばれる副腎皮質ホルモンが分泌し、免疫系の機能を低下させる。

そして、脳にたまったゴミを処理してくれる貪食細胞の働きが落ちて、βアミロイドの蓄積が増強される。さらに、ストレスにより交感神経が過剰な緊張を生じ、血圧の上昇や免疫機能の低下をもたらして、さらに症状を悪化させてしまうのだ。

笑えばアルツハイマー病の予防になる

そのストレスから脳を守る方法として、趣味などによる気分転換と、よく笑うことも有効である。

笑うだけで、ナチュラルキラー細胞などの免疫系が活性化され、貪食細胞も活性化されて、βアミロイドの除去作用も高まる。

最新の研究結果によると、お笑いによるストレスホルモンの減少は、脳内の快楽ホルモンと呼ばれるセロトニンの濃度でも測ることができる。大阪大学の研究では、ケアハウスに来ている高齢者の方に、生で吉本新喜劇のお笑いライブを週1回30分間見てもらってセロトニン濃度を測定した結果、1ヵ月後、お笑いライブを聞く前と後では、明らかにストレスが軽減（セロトニン濃度が上昇）していた。

さらに、笑いによる血圧低下や社交性の改善も明らかになった。笑いは、睡眠の覚醒リ

(図表5－1) アルツハイマー病になりにくい人
〜欧米の大規模疫学研究から

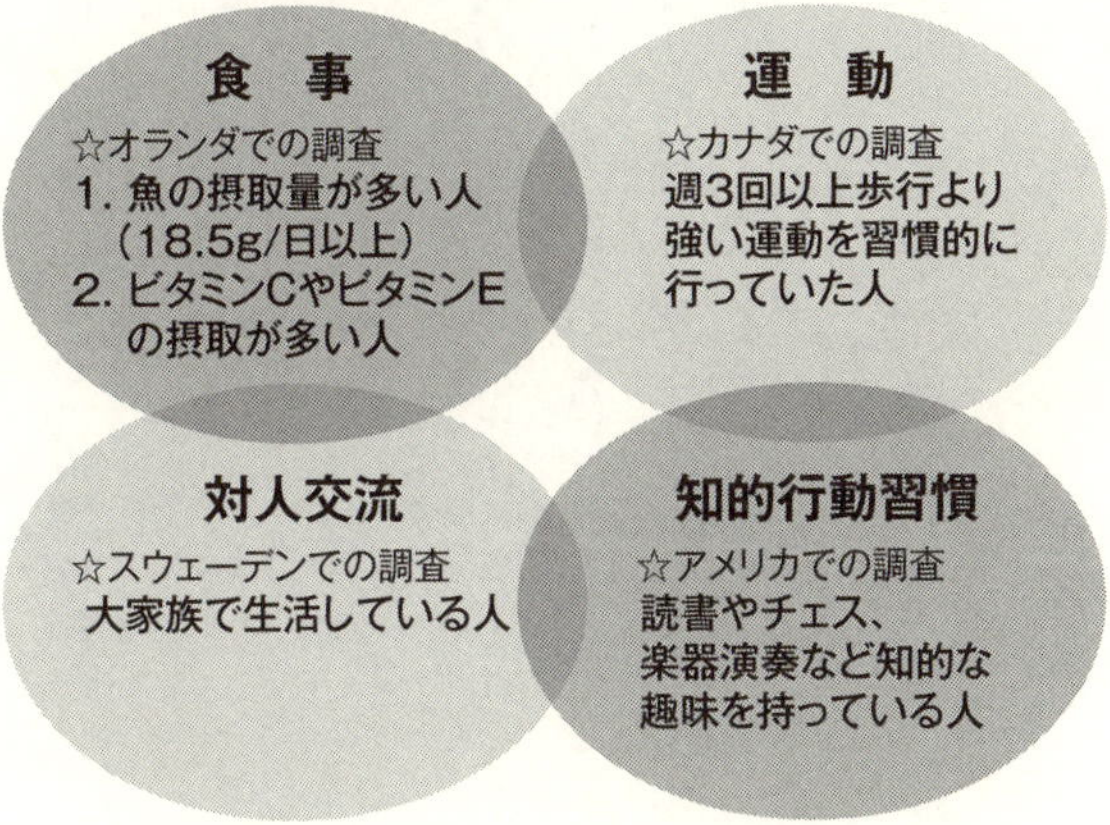
食 事
☆オランダでの調査
1. 魚の摂取量が多い人
(18.5g/日以上)
2. ビタミンCやビタミンE
の摂取が多い人
運 動
☆カナダでの調査
週3回以上歩行より
強い運動を習慣的に
行っていた人
対人交流
☆スウェーデンでの調査
大家族で生活している人
知的行動習慣
☆アメリカでの調査
読書やチェス、
楽器演奏など知的な
趣味を持っている人

ズムや情緒、気分、衝動性、攻撃性を左右し、食欲や性欲の調整にまで関わってくるのである。

笑いは、その量や質によっても、認知機能を左右する。よく笑うことはもちろん、微笑レベルではなく大口を開けて豪快に笑う。このことがストレスから脳を守ることにもつながる。大笑いすることは老化も防ぐのだ。

〝笑う門には福来たる〟というが、活発に笑うことでストレスは逃げていく。

こうして生活習慣そのものからアルツハイマー病を予防していくことが大切なのだ。

現代にも参考になる「健康十訓」

糖尿病などの生活習慣病、そしてその進行から始まるアルツハイマー病を予防するための工夫を考えていくと、おおむねどんな生活をしたらいいかが分かってくる。実はそれは昔から分かっていたことなのだ。

実践の具体例として現代でも十分参考になるのが、江戸時代の尾張藩の武士で、国学者、俳人としても知られる横井也有《やゆう》が残したとされる「健康十訓」だ。

横井也有は、26歳で家督を継ぎ、用人、大番頭、寺社奉行など藩の要職を歴任し、53歳で隠居し、知雨亭と呼ばれる草庵に移り住んで、天明3年（1783年）に82歳で没するまで、俳文、漢詩、和歌、狂歌、茶道などに親しみ、風流人として知られた人物だ。

横井也有の遺した「健康十訓」は、次のようなものである。

一、少肉多菜

二、少塩多酢
三、少糖多果
四、少食多噛
五、少衣多浴
六、少車多歩
七、少煩多眠
八、少念多笑
九、少言多行
十、少欲多施

まさしく、糖尿病治療と生活習慣改善、アルツハイマー病予防、そしてアンチエイジング実践のお手本と呼べるものである。

現代版「健康十訓」のススメ

横井也有の「健康十訓」を読むと、「少糖多果」と糖質制限の心得が書かれていたり、「少肉多菜」と抗酸化ストレスの食事について触れられていたり、「少塩多酢」は塩分控えめで、味つけの工夫について記されている。それを現代生活のアンチエイジングな生活に落とし込むと次のようになる。

・アンチエイジングな生活①～できるだけ運動を心がける

糖尿病患者の場合、歩行は1日8000～1万歩が目標。早朝に起きてのラジオ体操もいい。そして可能なら、掃除や家事、散歩といった日常レベルの運動に加えて、負荷トレーニングで筋肉量を増やし、有酸素運動でカロリーを消費し、骨折を防ぐためにも骨密度を高めることも心がけるといい。

加齢によって人間の筋肉は次第に変化していく。日常生活で何もしなければ、1年で1%

筋肉が衰え、寝たきり生活になると2日で1％筋肉が失われる。筋肉のうち最も衰えるのが前もも部分の大腿四頭筋で、これを鍛え、寝たきりにならないためにも毎日歩くことが重要だ。

呼吸を意識しながら歩く有酸素運動としてのウォーキングを1日30分、週4日行う。

また筋力トレーニングは、椅子から立ち上がるなどのスクワット20回を最低1セット。これを毎日行う。

さらに毎日5～10分続けたいのが、ラジオ体操、気功、ヨガなどの柔軟体操だ。

週4回の有酸素運動と週2回の筋力トレーニング、そして毎日の柔軟体操を「ひとつの生活パターン」として、1週間の中で無理なく行えるよう工夫するといい。

・アンチエイジングな生活②～よい食習慣を身につける

アンチエイジングな食事とは、脂質、コレステロール、塩分を制限し、フルーツと野菜、食物繊維、カルシウム、βカロテン（ニンジンなどに多く含まれる）を積極的に摂ることだ。

フルーツには糖質が多く含まれているが、これは糖質の中でも血糖値が比較的上がりにくい「果糖」と呼ばれるものだ。したがって、豊富なビタミン類を摂取するためにも果物は摂ったほうがいい。しかし、果物は太る原因にもなるので、ほどほどにとどめておく。例えば、糖質制限は急激に痩せるため、それを調整するのに果物を摂るといいだろう。

低カロリー食をすべての基本とし、さらに質のよい水を1日2ℓ飲み、食を楽しみ、味わい尽くしたい。

アルコールも少量ならよいが、飲み過ぎは禁物だ。具体的な1日の節酒目標としては、男性の場合、ビールなら大ビン1本、日本酒なら1合、ワインならグラス2杯、ウイスキーはダブル1杯、焼酎なら0・6合である。

女性の場合は、缶ビール（350㎖）1本、日本酒なら0・5合、ワインならグラス1杯、ウイスキーならシングル1杯、焼酎なら0・3合というのがアンチエイジングな節酒の目安となる。

・アンチエイジングな生活③～たばこは絶対に吸わない

何といっても喫煙それ自体が健康に留意していない証拠であり、反アンチエイジングな存在だ。喫煙すると酸化（さび）を促進して老化の原因となり、口腔、咽頭《いんとう》、肺、食道、胃などの発ガンリスクを増大させ、心筋梗塞の発症リスクや動脈硬化のリスクも高まる。

１年やめるとリスクが半分に減るし、５年やめると吸っていない人と同じ程度のリスクに戻るので、いまからでも遅くないのだ。

・アンチエイジングな生活④～プラス思考で暮らす

ストレスは、免疫力を落とすことが知られている。免疫力が低下するとガンになりやすくなる。また、ストレスがかかると交感神経が興奮するが、その結果、体内に活性酸素が発生し、身体のさびも増えていくことになる。プラス思考は、ストレスに対する抵抗力を強化し、ガンなどを予防する効果的な方法である。

・アンチエイジングな生活⑤～芸術に親しむ

ジャンルにこだわらず、自分が魅力を感じる芸術に常に触れ合うことは、生きがいを創出するよい方法で、芸術療法、音楽療法などがあり、年を取ってからも新しい趣味を持つことは重要だ。

・アンチエイジングな生活⑥〜恋をする

恋をすることによってＤＨＥＡ（デヒドロエピアンドロステロン。副腎皮質から分泌され、体内で性ホルモンに変換されるホルモン）や、男性、女性ホルモンの分泌が活発になり、自分自身を〝春モード〟へと切り替える強力なスイッチ機能となる。何よりも恋は楽しいし、胸躍らさせるもので、いくつになっても恋をしている人は、若く、美しい。

そういう意味では、韓流スターを追いかけたり、美しい女優に心ときめかすのも立派なアンチエイジングだ。

こうして「危険因子」を遠ざけよう

現在において「不治の病」であるアルツハイマー病が根本的に予防、治療できる日が早ければ5〜10年後にやってくるまで、自分の脳を健康に保ち、認知症から守らなければならない。

そのためには、まずは不幸にしてこれまでアルツハイマー病になってしまった人が共通して持っている「危険因子」を遠ざけることである。

それがβアミロイドの蓄積であり、タウ・タンパクの変性・蓄積である。最近では糖尿病由来のβアミロイドの蓄積が問題になってきていることは、ここまで繰り返し述べてきた通り。

つまり、糖尿病にならないことがアルツハイマー病を防ぐことにもつながるのだ。

しかし、それだけではアルツハイマー病の危険因子はゼロにはならない。もうひとつの危険因子が「脳の老化」である。

これは、加齢という現実がある以上、万人に平等に訪れる危険因子だが、老化には個体差があり、運動、栄養、ストレスの解消などでこれを食い止め、βアミロイドが蓄積しないよう絶えず脳内を掃除してくれる貪食細胞の機能をいかに保つかが重要な鍵となる。

加齢と並ぶアルツハイマー病のもうひとつの危険因子が「性差」だ。

実は男性より女性のほうが約２倍なりやすい。その理由は、まだよく解明されていないが、女性にとって若いころにたくさん作られている女性ホルモンの「エストロゲン」が閉経後、急激に減少し、ほぼゼロになることから、内分泌環境の急激な変化が、アルツハイマー病の原因のひとつになっていると考えられている。

さらに、女性の場合、脳下垂体のホルモン「ゴナドトロピン」が卵巣に作用し、性腺ホルモンであるエストロゲンなどを出させようとするが、老化による性腺の変化でゴナドトロピンが作用してもエストロゲンなどが出なくなる。その結果、さらに性腺に働きかけようと調整機能が働くことでゴナドトロピンが過剰に分泌される。

閉経後のゴナドトロピンの過剰分泌は、交感神経を活性化し、酸化ストレスを増やし、認知機能に悪影響を及ぼすことが分かってきている。

アルツハイマーにならない生活習慣を、女性は特に気をつけたいところだ。

第6章

40代、50代、60代…年代別の最新予防医学

長寿時代のライフステージの考え方

アルツハイマー病は、加齢とともになりやすくなる。認知症高齢者を年齢階層別に調べてみると、5歳ごとにその有病率は倍増していく。すなわち、老年期になるとその危険性が増す病気だ。

人間にとって「老年期」とは、いったい何だろう。

歴史上の平均寿命の変遷を見てみると、昔は乳幼児死亡率が高かったこともあり、縄文時代には、なんと14・6歳。江戸時代には30歳前後で、明治時代（中期）に入っても男性42・8歳、女性44・3歳だった。

戦前の昭和22年でも男性は50・06歳。女性は53・96歳。それが男女ともに70歳を超え、男性70・2歳、女性75・6歳になったのは、昭和46年である。それが平成20年には、男性が79・3歳、女性86・1歳となった。

平成25年の日本人平均寿命は、男性が80・21歳、女性が86・61歳で、女性は2年連続世界一、男性も初めて80歳代を突破し、世界5位から4位に上昇している。

男女とも80歳を超える日本は大変な長寿国だが、それだけアルツハイマー病にもさらされる危険が増えることにもなる。つまり、アルツハイマー病は長寿社会がもたらした文明化の産物でもあるのだ。

それゆえに、アルツハイマー病は長くなった「老年期」の過ごし方とも密接な関係を持っているのである。

人間の一生におけるライフステージは、通常、以下の3期に分けられる。

・学童成長期（0〜25歳）
・社会貢献期（25〜65歳）
・老年期（65歳以上）

そして、この「老年期」の過ごし方によって、アルツハイマー病がさらに進行するか否かも変わってくるのだ。

1970年代のヨーロッパにおいて「老い」とは、人間が衰え、枯れ、ボケることであった。そしてこうした老化のプロセスは全て遺伝子にプログラムされ、さながら「神の掟」であるとされていた。したがって、誰もがこの宿命的な衰退からは逃れることができないとされていた。

ところが1990年代から米国を中心に、「老年期」は「人生にとっての豊穣《ほうじょう》の秋《とき》」であり、老熟し物事に長じた有徳の美を持つという考え方に変わってきた。そして、その生き方次第では、精神と身体的機能がきわめて若々しく維持されることも明らかになってきたのだ。

脳が持つ「記憶機能」は、自分が住む社会とのつながりを保証する機能である。それをなくすと社会とのつながりが消失し、過去の風景にしがみつくしかなくなる。

65歳以降に訪れる「老年期」は、それまでの社会貢献期に象徴されるように、競争社会と賃金労働から決別するときである。

そして無限の自由時間を手にするときだが、老年期ならではの新しい価値観を持って生きないと、第二のライフステージである社会貢献期の終焉を迎えたまま、新たな人生の意義を見出せなくなる。

そして、無気力、無目的な時間となってしまう。そのとき、社会とのつながりを断ち切るかのように、記憶を失うアルツハイマー病が忍びよってくるのだ。

つまり、アルツハイマー病の進行を防ぐだけでなく、絶えず自身で新たな生き甲斐を見出し、これに挑戦していく前向きな老後を選び取るしかない。それを可能にするのが、心身ともに健康な身体である。

つまり、健康で動き回れる身体づくりを行い、生き甲斐を持って生きることが、脳の病気であるアルツハイマー病を予防することになるのである。

そして、こうした生き方は、加齢に対抗する抗加齢、すなわちアンチエイジングの考えにもつながる。

こうした健康に対する基本戦略を頭に入れた上で、各年代ごとにどのような健康習慣を実践していけばいいのかを見ていこう。

「30代」で気をつけたい生活習慣

まず30代に取るべき生活習慣。

かつては、中高年以降の病気と思われていた糖尿病やメタボリック・シンドロームも、最近では、すでに30代からかかる人が増えてきた。

20代前半から始まった仕事が本格化し、目標達成のために徹夜作業や長時間のデスクワーク、営業の接待などで多忙となり、食生活が乱れ、体調が悪化してくる時期なのだ。

一般的に30代は消費されるエネルギーの約7割を占める基礎代謝力が高いが、現代の過酷な競争社会や厳しい労働環境、そしてファストフード店の頻繁な利用や深夜の食事などで食生活のリズムが乱れて、肥満やメタボリック・シンドローム、さらには糖尿病を引き起こす人が増えてきた。

その原因のひとつが、糖質の摂り過ぎだ。

だが、30代の若い頃は動き回る機会も多く、糖尿病患者でもない限り、あまり極端な糖質制限を行う必要はない。

すなわち、白く精製した白米、パン、麺類、砂糖などを避け、できるだけ玄米や五穀米などの茶色い全粒穀物を摂るようにする。また、血糖値の上がりにくいＧＩ値の低いものを意識して摂るようにしよう。

また、肉食中心での食事は避け、週１、２回は肉より魚中心にタンパク質を摂るようにする。深夜のラーメンでしめるといった食生活も避けたほうがいい。

こうした「軽い糖質制限」を30代から始めておくと、その後、年を重ねるにつれ、血糖値の高い状態が長期化するのを避けることができる。

また、高血糖の状態が長期間続くことによって、ＡＧＥが体内に蓄積され動脈硬化を起こす「高血糖の呪い（記憶）」現象からも早めに逃れられる。

30代から「軽い糖質制限」を始めておけば、それだけ高血糖が続く期間が短くなり、40代になって、より深刻な状態となるのを防ぐことができる。

「40代」で気をつけたい生活習慣

それでなくとも40代になると、基礎代謝力が若い頃と比べて著しく低下する。食事からエネルギーを摂っても、これが効率よく消費されずに、体内にため込みやすくなる。その結果、30代と同じ生活習慣をしていても、40代に入ると太ってしまうのだ。そして、肥満になることによって活性酸素が体内に充満しやすくなり、体内のあらゆる細胞が老化しやすくなる。

40代に入って大きな差が表れ始めるのは、基礎代謝が落ちて太りやすくなり、活性酸素によって身体の老化現象が進み始めているからである。

したがって40代に入って太り始めたら、糖質制限の内容を30代よりも少し強化したい。そして野菜などを先に食べる「食べる順ダイエット」や、しっかり噛んでから呑み込むように意識し、ゆっくりと食べることも心がけたい。

できれば、家族と談笑しながら、楽しんで食事をすることが若い頃よりもさらに重要になる。

若い頃のように一人でテレビを見ながらや、新聞を読みながらの「ながら食べ」は、つい早食い、大食いになる。また、仕事しながらのコンビニ弁当やインスタントラーメンなどで、手軽に食事をすませると、食品添加物などによって体内の活性酸素が発生しやすくなる。

また、食事は楽しく食べたほうが、実は太りにくい。ビジネス上の厳しい話をしながら食事したり、取引相手に気を使いながらの会食は、脂肪細胞のうち、褐色細胞に蓄積されるため、同じものを食べても太りやすくなるのだ。

また、40歳以上で離婚した人は、そうでない人に比べ10年も寿命が短くなったという統計もある。つまり、40代になったら、何を食べるかだけでなく、誰とどう食べるかが重要になってくる。ＴＶを見ながらの一人で「ながら食べ」は、太る原因となるだけではなく、寿命も縮めかねないのである。

こうした知らず知らずのうちの食習慣が、健康に響いてくるのが実は40代だ。

「50代」で気をつけたい生活習慣

50代に入ると、多くの人は生殖のための身体から、その目的を終えた後の長生きする身体へと切り替わる。

したがって、30代、40代の頃のように糖質を主食とする食生活を送っていると、グリコーゲンをエネルギーとするシステムが過剰に働き過ぎて、大量の活性酸素を発生させてしまう。

そこで、砂糖などの甘味料を多量に含む間食やジュースなどは極力避けるようにし、糖質を大量に摂ると起こる血糖値の急上昇とインスリン・ホルモンの大量の追加分泌を起こさないように注意したい。

こうした「高血糖の呪い」に気づかずに高血糖の生活を長期間続けてきた人は、それだけAGEが多く蓄積し、動脈硬化を発生しやすくなっている。それが50代半ば頃である。

そんな場合は、とりあえず厳しい糖質制限を実践して血糖値を下げ、肥満からも脱出しておくことが大切だ。

「60代以降」で気をつけたい生活習慣

60代に入ったら、50代から続けている糖質制限と抗酸化ストレスに対応した食生活に完全にシフトし、大豆タンパク質や良質な肉、魚類を、食物繊維の豊富なタップリの野菜類とともに食べるようにするとよい。

60代では量より質を考え、ドカ食いは避け、良質な肉を週に1〜2回、取るとよい。糖質制限をして肥満を防ぎ、大豆タンパク質や良質な肉で食生活を楽しみ、痩せ過ぎを避ける。

大豆が持つ大豆タンパクには、血管を丈夫にして、コレステロールを下げる働きがあり、脳卒中や心筋梗塞、動脈硬化の予防に効果がある。大豆にはイソフラボンという女性ホルモン様作用のある成分が含まれており、心筋梗塞の予防となるだけでなく、さまざまなガンの抑制にも役立つ。60代に入ったら、こうした大豆食品を積極的に摂るようにしたほうがいい。

豚肉などの動物性タンパク質も摂取量が少ないと、逆に脳卒中や高血圧になりやすくなる。肉などの動物性タンパク質を摂る場合、同時に野菜や果物も摂ると豊富な食物繊維が余分な脂肪などを排出してくれるし、野菜に多く含まれるカリウムが血中の塩分（ナトリウム）を尿として体外に出す働きがある。

肉や魚を食べると、体内にタンパク質が入り、さまざまなアミノ酸へと分解される。このアミノ酸が身体の組織を作り、細胞の新陳代謝を高める。あるいは、身体の維持に必要なホルモンや酵素の原料となって免疫力もアップするが、アミノ酸の中でも必須アミノ酸は、食事から摂るしかないため、新鮮な魚をたくさんの野菜とともに食べる海鮮サラダのような食事の工夫が欲しい。

魚介類の中でも、特に青魚には、ＥＰＡ（エイコサペンタエン酸）、ＤＨＡ（ドコサヘキサエン酸）などの不飽和脂肪酸が豊富に含まれており、血管の詰まりを防ぎ、血圧を下げ、悪玉コレステロールを抑え、善玉コレステロールを増やしてくれる。これらの不飽和脂肪酸が、血液中のリン脂質の中に含まれる量が少ないと、心筋梗塞による死亡率が上昇するといわれている。

また、傷んだ血管内皮を健康に保つのが、マグロの血合い部分や白身魚、カキ、ホタテ、ハマグリ、タコ、エビなどに豊富に含まれているタウリンだ。

タウリンは、尿中に排出される量が多いほど、心臓病による死亡率が少なくなるといわれており、魚介類の内臓部分に多く含まれているため、新鮮な魚ならば、できれば丸ごと食べるといいだろう。

すべての人が心得ておきたい10ヵ条

この章の最後に、米ハーバード大学公衆衛生学の教授で、肥満やメタボの危険性を世界に広く知らしめたジーン・マイヤーという医学者がまとめた「気楽な未亡人になるための10ヵ条」を紹介しよう。もし、家庭で奥様があなたに勧めている内容があるようなら、用心したほうがいい。

1. 体重計は隠しておきましょう
2. 酒はどんどん飲ませてあげましょう。つまみも忘れずに
3. ご主人はいつもTVの前に座らせておきましょう。散歩などさせないように
4. 霜降り肉をお腹いっぱい食べさせてあげましょう。野菜の代わりに卵も毎日3つ以上食べさせましょう。
5. 味つけはしっかり濃い味に
6. 濃いコーヒーを何杯も勧めましょう
7. たばこ代などケチらずにどんどん吸わせてあげましょう
8. 深夜番組を見たり夜遅くまでお客を招いたり訪問したり、ナイトライフを楽しませてあげましょう
9. でも休暇旅行には行かせてはいけません
10. 毎日、終始文句を言っていじめましょう。話題は、お金と子供のことが最適です

さて、思い当たるものはいくつあっただろうか?

おわりに――脳の老化予防に最も重要なこととは

「アルツハイマーは脳の糖尿病だった」という本書のタイトルが意味するところを理解してもらえただろうか？　本書でも述べたように、いま、認知症、そしてアルツハイマー病患者の増加は社会問題と化してきている。10年後の認知症患者を10％・15万人減らせると、在宅介護費が４０００億円、医療費が１０００億円、年間に削減できる。いかにボケを防ぐかは、日本社会を維持するためにも大変重要な問題である。とくに肥満の急増によりメタボケが増加している現状では、まずは太らないことが大事だ。

本年（２０１５年）４月から農作物など生鮮食料品やサプリメントに、ヒトでのエビデンス（実証）があることを条件に、いままで禁止されていた機能性表示をアベノミクスの成長戦略として解禁することが、私が委員をしている規制改革会議の答申により決まった。

解禁に伴い、安倍総理は「健康食品の機能性表示を解禁いたします。国民が自らの健康を自ら守る。そのためには、的確な情報が提供されなければならない。当然のことです」と述べている。

病院のお世話になる前に、まずは自分で自分を守る、セルフケア・セルフメディケーションが大事で、読者のみなさんも、まずはそうしたいと願っているであろう。

しかし、残念ながら、平均寿命と健康寿命との差は10年ほどあり、認知症はとくに健康寿命を延ばすために予防しておく必要がある。10年先、20年先に画期的なアルツハイマーの治療法が確立されるまでの間、しっかり予防しないといけない。そのためには、メタボケにならないように、正しい生活習慣を送ってもらいたい。

本章でも紹介したが、みなさんの身のまわりにアルツハイマー予防の手がかりはたくさんある。とくに、楽しみながらメタボケ予防という意味では、緑黄色野菜やイワシなどの青魚といった、良い食材の活用をお勧めしたい。

食材として使いにくいものに関しては、サプリで摂ることをお勧めする。ザクロのポリフェノールやウコンのクルクミンなどは、ヒトでのしっかりしたエビデンスがあり、抗老化・抗糖化・抗酸化作用のある機能性表示健康食品として、これからますます読者のみなさんの目に触れることが多くなると思う。

ほかにもメタボケ予防としては、ローズヒップのポリフェノールやアーユルベーダで使うハーブから抽出されたサラシアなどの成分は有効であり、セルフケアに用いてもらいたい。

毎日の運動、糖質制限、抗酸化・抗糖化素材の摂取……ひとつでもできることから、実践していくことが大切だ。

そして何より、アルツハイマー病予防を考えつつ、日々の生活を思いっきり楽しむ――この前向きな姿勢が、アルツハイマー病予防に最も重要なのである。

森下竜一

青春新書
INTELLIGENCE

こころ涌き立つ「知」の冒険

いまを生きる

"青春新書"は昭和三一年に——若い日に常にあなたの心の友として、その糧となり実になる多様な知恵が、生きる指標として勇気と力になり、すぐに役立つ——をモットーに創刊された。

そして昭和三八年、新しい時代の気運の中で、新書"プレイブックス"にその役目のバトンを渡した。「人生を自由自在に活動《プレイ》する」のキャッチコピーのもと——すべてのうっ積を吹きとばし、自由闊達な活動力を培養し、勇気と自信を生み出す最も楽しいシリーズ——となった。

いまや、私たちはバブル経済崩壊後の混沌とした価値観のただ中にいる。その価値観は常に未曾有の変貌を見せ、社会は少子高齢化し、地球規模の環境問題等は解決の兆しを見せない。私たちはあらゆる不安と懐疑に対峙している。

本シリーズ"青春新書インテリジェンス"はまさに、この時代の欲求によってプレイブックスから分化・刊行された。それは即ち、「心の中に自らの青春の輝きを失わない旺盛な知力、活力への欲求」に他ならない。応えるべきキャッチコピーは「こころ涌き立つ"知"の冒険」である。

予測のつかない時代にあって、一人ひとりの足元を照らし出すシリーズでありたいと願う。青春出版社は本年創業五〇周年を迎えた。これはひとえに長年に亘る多くの読者の熱いご支持の賜物である。社員一同深く感謝し、より一層世の中に希望と勇気の明るい光を放つ書籍を出版すべく、鋭意志すものである。

平成一七年　　刊行者　小澤源太郎

著者紹介
森下竜一〈もりした りゅういち〉
1962年生まれ。大阪大学大学院医学研究科寄付講座教授、医学博士。91年大阪大学医学部老年病講座大学院卒業後、米スタンフォード大学客員講師を経て現職。研究分野は循環器、遺伝子治療、老年病学。老年病学会指導医、日本高血圧学会理事、日本抗加齢医学会理事。内閣官房健康医療戦略室戦略参与、規制改革会議委員兼任。

桐山秀樹〈きりやま ひでき〉
1954年生まれ。ノンフィクション作家。学習院大学法学部卒業後、雑誌記者を経てフリーに。2010年糖尿病と診断されたことをきっかけに「糖質制限食」を実践、20kg超におよぶ減量と健康体を取り戻した。その経験をもとに書き上げた『おやじダイエット部の奇跡』(マガジンハウス)はベストセラーに。

アルツハイマーは
脳《のう》の糖尿病《とうにょうびょう》だった

青春新書
INTELLIGENCE

2015年1月15日　第1刷

著者　森《もり》下《した》竜《りゅう》一《いち》
　　　桐《きり》山《やま》秀《ひで》樹《き》

発行者　小澤源太郎

責任編集　株式会社プライム涌光

電話　編集部　03(3203)2850

発行所　東京都新宿区若松町12番1号　〒162-0056　株式会社青春出版社

電話　営業部　03(3207)1916　振替番号　00190-7-98602

印刷・中央精版印刷　製本・ナショナル製本

ISBN978-4-413-04441-7